Marion Kaplan

Alimentation sans gluten ni laitages

Sauvez votre santé !

Préface du Dr Bruno Donatini

jouvence
EDITIONS
COLLECTION
TROIS FONTAINES

Autres ouvrages du même auteur

Préservez votre santé pour la vie, Grand Livre du Mois, 2003
Déchiffrez votre vie et votre santé, Grand Livre du Mois, 2003
100 recettes traditionnelles de cuisine à la vapeur,
Éd. Grancher, 1999
Nutrition consciente, Éd. Grancher, 1998

(en collaboration avec le Dr Alain Bondil)
L'alimentation de la femme enceinte et de l'enfant selon l'enseignement du Dr Kousmine, J'ai lu, 1991
L'âge d'or de votre corps ?, J'ai lu, 1990
Votre alimentation selon l'enseignement du Dr Kousmine,
J'ai lu, 1989

Extrait du catalogue Jouvence

Encyclopédie historique de la naturopathie, Daniel Kieffer, 2007
Kousmine gourmande, Suzanne Preney & Brigitte Favre, 2005
L'art de jeûner, Dr Françoise Wilhelmi de Toledo, 2005
Régénérez votre foie !, Sandra Cabot, 2004
Oméga 3, Dr Dominique Rueff, 2004
L'herbe de blé : source de santé et de vitalité,
Ann Wigmore, 2001
L'équilibre acido-basique, Christopher Vasey, 1991
Manuel de détoxication, Christopher Vasey, 1990
La méthode Kousmine, Association médicale Kousmine, 1989

Catalogue gratuit sur simple demande
ÉDITIONS JOUVENCE
France : BP 90107 – 74161 Saint-Julien-en-Genevois Cedex
Suisse : CP 184 – 1233 Genève-Bernex
Site internet : **www. editions-jouvence.com**
E-mail : info@editions-jouvence.com

Nouvelle édition revue et augmentée
ISBN 978-2-88353-593-0

Composition : Nelly Irniger, Fillinges (74)
Couverture : Dynamic 19, Thonon-les-Bains (74)

Sommaire

Préface du Dr Bruno Donatini 7
Introduction
Choisissez la santé 9
Une petite histoire 13
❑ Mes règles d'or pour une nutrition de santé et de vitalité 16
Remerciements 17

PREMIÈRE PARTIE
L'intolérance au gluten et aux laitages 18
L'intolérance au gluten, qu'est-ce que c'est ? 18
❑ Qu'est-ce qu'est la caséine ? 25
À qui s'adresse ce régime ? 27
❑ Êtes-vous intolérant ou sensible au gluten ? 29
Pourquoi certains régimes fonctionnent-ils si bien ? 31
Pourquoi certains régimes échouent-ils ? 34
Pourquoi cette hausse de problèmes liés au gluten ? .. 35
❑ Où trouve-t-on les métaux lourds ? 40
L'intolérance aux laitages de vache et de brebis (selon le Dr Laurent Hervieux) 42
❑ Protocole pour l'intolérance aux produits laitiers (selon le Dr Laurent Hervieux) 53
L'immunité mise à mal par les laitages (selon le Dr Bruno Donatini) 56
Pathogénèse du gluten (selon le Dr L. Hervieux) 57
❑ Symptômes chez l'enfant 59
❑ Symptômes chez l'adulte 60
❑ Protocole de traitement de l'intolérance au gluten (selon le Dr Laurent Hervieux) 63

Le fonctionnnement de l'immunité
(selon le Dr Bruno Donatini) 64
Maladies pouvant être améliorées grâce
au régime sans gluten et sans caséine 82
Et si c'était le candida albicans ? 84
Les tests de dépistage d'intolérances alimentaires......88
❑ Manifestations cliniques associées
à une intolérance alimentaire 94
Les autres intolérances alimentaires
(selon le Dr Camille Lieners) 95
Le syndrome de la dysbiose intestinale
et du dysfonctionnement cognitif
(selon le Dr Natasha Campbell-McBride) 103

DEUXIÈME PARTIE
Le régime sans gluten et sans caséine 105
Comment changer son alimentation ? 105
❑ Quelques précautions pour ne pas développer
d'autres intolérances alimentaires 111
Planifiez vos repas 113
Propositions de menus 121
❑ Scénarios de petit-déjeuner 122
❑ Scénarios de déjeuner 123
❑ Scénarios de dîner...123
Comment faire au restaurant ou à la cantine ?..........124
Les pièges du régime sans gluten et sans caséine 125
❑ Recevoir un intolérant au gluten 127
Le gluten et les fruits 129
Quelques recettes savoureuses
sans gluten ni lait de vache 130

TROISIÈME PARTIE
**Notions fondamentales à connaître
en nutrition** 154
Les enzymes 154

L'intestin grêle 156
À propos du végétalisme et du régime dissocié 158
Le calcium et le mystère des vrais et des faux rapports (selon le Dr Bruno Donatini) 161
❑ Principales sources de calcium 163
Comment protéger son intestin ? 164
❑ Les conseils du Dr Pourtalet 167
À propos du grignotage 168
À propos des oméga 3 171
À propos des modes de cuisson 174

QUATRIÈME PARTIE
Témoignages 180
Informations pratiques sur le régime sans gluten et sans caséine 187

Conclusion 191

ANNEXES
- **Mes remèdes préférés** 192
- Liste non exhaustive des aliments autorisés et interdits pour le régime sans gluten 202
- Liste des médicaments contenant du gluten 206
- Liste des additifs dangereux pour la santé 210
- Liste des additifs inoffensifs pour la santé 211
- Fabricants de produits sans gluten 212
- Adresses utiles et sites Internet 214
- Rôle antigénique de la flore intestinale (par le Dr Laurent Hervieux) 218
- Bibliographie 221
- Présentation de Marion Kaplan 222
- Présentation du Dr Bruno Donatini 223

AVERTISSEMENT

Pour simplifier la lecture de ce livre, nous avons choisi de ne pas mentionner les déclinaisons au féminin. Il va de soi que tous les propos indiqués au masculin s'adressent aussi bien aux hommes qu'aux femmes.

○ ○ ○ ○ ○

PRINCIPALES ABRÉVIATIONS UTILISÉES

ALA	Acide alpha-linolénique
CMI	Complexe migrant digestif
DHA	Acide docosahexaénoïque
EPA	Acide eicosapentaénoïque
HDL	High Density Lipoproteins (bon cholestérol)
IG	Immunoglobulines (activité anticorps)
LDL	Low Density Lipoproteins (mauvais cholestérol)
HLA	Human Leucocyte Antigene
PG	Prostaglandines
SGSC	Régime sans gluten et sans caséine

Préface du Dr Bruno Donatini

L'augmentation de l'espérance de vie nous rapproche, à la vitesse de 5 mois chaque année, de la limite biologique de survie estimée à 120 ans. Dans 60 à 80 ans, notre génome bloquera nos espoirs de longévité. On pourra espérer mourir de vieillesse sans longue agonie, sereinement, avec le sentiment d'une vie complète : une bougie qui s'éteint naturellement, disaient les anciens. L'acharnement thérapeutique sera inutile, voire interdit.

Dès à présent, l'enjeu consiste à vivre jusqu'à 90 ans dans les meilleures conditions possibles : gageure médicale et économique.

Bien sûr, une telle longévité ne se conçoit pas sans le respect de règles hygiéno-diététiques minimales (par exemple, ni tabac, ni excès d'alcool ; activité physique, détente, etc.). Puisqu'il est hors de question d'interdire tout ce qui limite la durée de vie, la longévité deviendra de plus en plus un choix individuel plutôt que collectif.

En conséquence, une vie pleine et heureuse ne peut absolument pas s'envisager dans le cadre restreint de soins allopathiques placés sous l'égide d'une couverture sociale obligatoire.

Qu'à cela ne tienne, l'allopathie verse surtout dans le curatif. Elle est happée par l'engrenage de l'industrie chimico-pharmaceutique, par la toxicité sans responsabilité et par des soins de masse déshumanisés évalués par statistiques. Elle ne peut ni répondre au désir de vivre bien et longtemps ni s'adapter aux besoins individualisés des bien-portants, seule cible pour la prévention.

La prévention par l'éducation, les conseils, les autodiagnostics personnalisés et l'alimentation choisie recueille l'assentiment de tous les acteurs de santé : thérapeutes, patients ou organismes payeurs. C'est le seul avenir possible !

Dans cette optique, Marion Kaplan signe un livre pratique, limpide et élégant sur les principales intolérances alimentaires. Elle poursuit son engagement dans la voie de la prévention par la nutrition.

Ce livre s'adresse à tous ceux qui désirent vivre bien et longtemps. Il rendra aussi un immense service à nombre de patients désespérés et sans diagnostic précis, qui s'y reconnaîtront et y trouveront une solution.

- **Que l'incrédule jouisse de l'allopathie collective !**
- **Que le curieux puise dans ce livre de nouveaux éléments utiles à sa santé !**
- **Puisque la santé se mérite et n'est pas un dû, que les filtres personnels, intuitifs et raisonnés, orientent les choix !**

Introduction

Choisissez la santé

« Peu à peu, un homme qui observe chaque jour
une certaine nourriture finit par en être modifié :
il tire de ses mets une force ou contracte,
grâce à eux, des maux qu'il ne connaissait pas. »
Marguerite Yourcenar

Depuis que l'homme existe, sa principale quête, outre survivre à son environnement, a été de manger à sa faim. Il a toujours dû faire face à de longues périodes de famines. Depuis la nuit des temps, son corps est programmé pour gérer le manque de nourriture dans certaines limites.

Aujourd'hui, en Occident, ce n'est plus la faim qu'il faut combattre, mais l'abondance. Face à cette pléthore d'aliments arrivant d'ici et d'ailleurs, nous ne respectons plus une consommation saisonnière.

Quel drôle de piège que cette "liberté" : libre à nous de manger de la viande deux fois par jour, des tomates ou des haricots verts en hiver ou des sucreries à longueur de journée ! Seule la maladie, lorsqu'elle survient, nous oblige à devenir raisonnables !

Vous avez dû remarquer – et peut-être en faites-vous partie – que seules les personnes souffrant ou ayant souffert remettent en question leur alimentation. Toucher à la nourriture, c'est toucher aux traditions familiales souvent ancrées depuis des générations. Et nous savons tous combien il est difficile de rompre avec nos habitudes !

Je me souviens, un jour, avoir changé mon bureau de place et la corbeille à papier s'était alors retrouvée à l'opposé de sa position habituelle. Inutile de vous dire que j'ai mis plusieurs semaines avant d'acquérir le nouveau geste pour jeter convenablement les papiers dans la poubelle située à gauche et non plus à droite !

Si c'est aussi difficile pour de simples gestes, on comprend bien que bouleverser ses rituels de petit-déjeuner, renoncer à certains aliments dont on raffole et apprendre à apprécier des nouveaux mets dont le palais n'a aucune expérience demande des efforts considérables ! Les personnes ayant des kilos en trop en savent quelque chose : elles sont frustrées en permanence, mangent des plats insipides, puis craquent et reprennent plus de kilos qu'avant. C'est le fameux régime "yo-yo".

Si les régimes échouent, c'est qu'au lieu d'écouter leur corps, ces personnes écoutent les autres, les magazines, les médecins, les copains. Elles prennent leur faim pour leur pire ennemie et pensent que si elles se laissent aller à manger, leur corps les trahira et ne saura pas les arrêter quand il est encore temps. Pourtant, elles lui font bien confiance pour transpirer, éliminer, digérer, déclencher la soif ! Elles devront réapprendre à l'observer.

Alors, avant de manger quoi que ce soit, posez-vous la question : "Ai-je vraiment faim ?" et soyez attentif à ce que vous ressentez : une sorte d'excitation, un vide ? Avez-vous l'impression que vous allez trop manger ? Si vous preniez une échelle allant de 1 à 10 et que vous évaluiez la note que vous mettriez lors d'une faim intolérable, observez ce qui se passe si vous attendez d'en arriver là pour manger. L'idéal est de repérer le moment juste, celui où l'on se sent au mieux, pour prendre son repas.

Chez les personnes qui prennent du poids, il y a toujours des peurs non manifestées. Il faudra tenter de les identifier. Moi, par exemple, quand j'étais plus jeune, j'étais boulimique ; j'avais peur de manquer et je mangeais sans faim. En prenant conscience de ma peur, j'ai pu l'affronter. Ainsi, j'ai même jeûné pendant une dizaine de jours et j'ai pu constater que je ne mourrais pas de faim ! Aujourd'hui, manger sans faim me paraîtrait comme une véritable punition. Tant de personnes mangent par habitude, par émotion, par compulsion, mais si peu par vraie faim ! C'est souvent une manière de compenser un manque ou un vide affectif.

Un chocolat dans la bouche fait si bien taire toutes les angoisses du monde ! Pendant quelques minutes, tout s'apaise. Une dépendance au sucre, au chocolat, au café ou à l'alcool cache une dépendance affective, donc une attente (qui sera souvent déçue) ; cela révèle un manque d'amour et de confiance en soi.

Avant de vous précipiter sur la tablette de chocolat, passez un contrat avec vous-même : "J'attends 10 minutes avant de manger ce chocolat afin de vérifier ce qu'il m'apporte vraiment. N'ai-je pas plus besoin d'un câlin que de ce bout de chocolat ?" Avec la réponse, vous saurez comment agir.

Est-ce que vous choisissez d'être en bonne santé, confiant et maître de vous-même, ou bien préférez-vous céder à vos pulsions animales, être fatigué et vous culpabiliser ? Si vous choisissez la voie de la santé, vous devez vous discipliner par rapport à tous les aliments et éviter ceux que vous ne supportez pas. Certaines personnes sont intolérantes au gluten, d'autres au lactose ou à la caséine, d'autres encore aux cacahuètes. Si vous n'avez pas la "chance" d'être allergique – *dans ce cas, vous n'avez pas le choix : c'est l'œdème, les boutons ou la crise d'asthme* – vous serez sans cesse confronté à des choix.

Vous venez d'apprendre, par exemple, que vos maux seraient dus à une intolérance aux laitages. Vous avez alors deux possibilités de réaction : soit vous prenez mal le fait de devoir supprimer votre café au lait du matin, vos délicieux fromages et vos sauces à la crème et, victime de la situation, vous vous révoltez et préférez rester malade plutôt que de vous passer de ces mets, ou bien vous décidez que votre santé est votre bien le plus précieux et vous optez pour un changement d'alimentation.

Pour mieux vous connaître, je vous conseille de tenir un "carnet alimentaire" dans lequel vous noterez tout ce que vous mangerez, même en dehors des repas, et ce que vous boirez autre que de l'eau. Notez aussi si, avant les repas, vous aviez faim ou non, si vous étiez satisfait après ou non, si vous vous sentiez ballonné, fatigué. Dans quelles conditions avez-vous déjeuné ou dîné ? Étiez-vous seul ou accompagné ? Chez vous, devant la télévision ou au restaurant ? Étiez-vous contrarié, stressé ou de bonne humeur… ? Lors de vos repas, votre état d'esprit compte tout autant que ce que vous mangez !

Petit à petit, en prenant toutes ces notes, vous pourrez enregistrer vos sensations et vous maîtriserez de mieux en mieux votre alimentation. Avant de faire un écart (souvent douloureux), vous y réfléchirez plutôt deux fois qu'une : est-ce que ce chocolat ou cette crème glacée vaut cette migraine épouvantable, cette fatigue ou encore ce mal-être ?

Le Dr Kousmine nous disait : « *Votre corps est un temple, n'y faites pas entrer n'importe quoi !* »

Une petite histoire

Je vais vous raconter une histoire, mon histoire ! Elle commence banalement, comme beaucoup d'autres : allaitée au lait de vache, puis nourrie aux steaks hachés/purée, aux pâtes/jambon, à la "Vache qui rit" et aux desserts bien crémeux et bien lourds, le tout accompagné de la bonne baguette bien croustillante (trempée le matin dans le rituel café au lait), j'avais l'habitude, à la sortie du lycée, d'acheter ce merveilleux pain au chocolat chaud que le boulanger avait l'intelligence de sortir du four juste au moment de la fin des classes. Comment résister à ce parfum chaleureux et délicat que l'artisan prenait soin de propulser par une lucarne dans la rue afin d'attirer ses victimes !

Je comprends seulement aujourd'hui l'origine de tous mes problèmes de santé.

Dès l'âge d'un an, on ne pouvait pas me transporter en voiture plus d'une demi-heure sans que je ne vomisse tripes et boyaux, ce qui, à l'époque, limitait nos déplacements. J'étais une enfant très colérique et, bien qu'en relative bonne santé, on disait de moi que j'avais le foie fragile ! Constipée depuis toujours, j'avais droit à l'huile de ricin et à l'huile de foie de morue, puis, en grandissant, j'avais régulièrement mal au ventre, avec des alternances de diarrhées et de constipation.

À 10 ans, on m'opéra d'urgence d'une péritonite aiguë. Puis vint l'adolescence, avec ses puissantes poussées hormonales. Je pris du poids, mon front se couvrit d'acné et je commençais à déprimer. J'étais en permanence ballonnée. Tous les ans, au printemps, je subissais le rituel rhume des foins, avec son lot de nez purulent et d'yeux larmoyants. Mais le pire était cette sensation d'être enfermée dans une bulle, comme si j'étais derrière une vitre : la vitre de mes émotions… je ressentais des épuisements périodiques. Après mon café au lait du matin, je me mettais à broyer du noir et ne ressentais plus l'envie de faire quoi que ce soit, sinon de m'affaler sur un canapé et de "glander". Aujourd'hui, on appellerait cela de la paresse…

J'eus la chance, à 14 ans, de rencontrer un être qui me mit sur le chemin de la santé par l'alimentation. Depuis, je n'ai cessé de chercher et d'étudier tout ce qui touche à la santé. Il n'y a pas un régime que je n'aie expérimenté : jeûne, végétalisme, macrobiotique, instinctothérapie, Scarsdale, Mayo, Atkins, Hollywood, Weight Watchers, basses calories et j'en passe. Ne voulant pas dépendre des connaissances d'autrui, je me formai à de nombreuses thérapeutiques : biochimie, homéopathie uniciste et pluraliste, naturopathie, médecine énergétique, mais également d'autres méthodes plus psychologiques : "Écoute ton corps" avec la Canadienne Lise Bourbeau, la PNL (programmation neurolinguistique), la biologie totale avec le Dr Claude Sabbah, etc. Toutes ces médecines me firent progresser, mais échouèrent dans ce que j'en attendais. Les médecins les plus géniaux tentèrent d'améliorer mes troubles, en vain. J'étais toujours ballonnée, constipée, déprimée, avec de courts moments de répit. Mon rhume des foins se transforma en sinusite chronique… et rien n'y fit !

La découverte de la cuisson à la vapeur douce me soulagea des migraines, fit baisser le cholestérol et améliora la digestion. Restaient la sinusite, les ballonnements et la déprime. Seuls les moments de jeûne et de monodiète me convenaient. J'avais alors une "superpêche" et je me demandais comment j'allais faire pour me réalimenter "normalement".

J'ai compris il y a peu de temps. Ce sont les personnes que je conseillais qui m'ont mise sur la voie. En faisant des tests avec un appareil électronique sophistiqué, le DDFAO (dépistage diagnostic fonctionnel assisté par ordinateur), je découvris que l'on pouvait être intolérant au gluten, à la caséine ou au deux. Je ne savais pas précisément ce que c'était. J'avais vaguement entendu parler d'une maladie – la *maladie cœliaque* – qui affectait un pourcentage infime de personnes. J'étais alors loin d'imaginer les dégâts que ces substances pouvaient occasionner !

C'est quand j'ai pu observer les améliorations spectaculaires obtenues rien qu'en supprimant le gluten que je décidais de m'y mettre. Je commençai d'abord timidement, puis je compris rapidement que ce n'était que par l'éviction totale du gluten que je pouvais espérer des résultats positifs. J'avais aussi fortement diminué les laitages, mais je dus également les supprimer.

Pour rien au monde, je n'aimerais revenir en arrière. Je ressens aujourd'hui un tel bien-être et une telle vitalité qu'aucune pâtisserie et aucune crème ne me feraient renoncer à cette santé nouvellement acquise.

Contribuer à vous aider à comprendre et à résoudre vos problèmes de santé, voilà le but de cet ouvrage. Puisse-t-il vous être utile et vous accompagner tout au long de votre chemin !

Mes règles d'or pour une nutrition de santé et de vitalité

1 • Ne mangez que par vraie faim. Si vous n'avez pas faim, ayez la discipline d'attendre le repas suivant.

2 • Ne grignotez jamais entre les repas.

3 • Prenez de préférence le repas principal à midi car, selon Hippocrate, c'est à ce moment-là que notre activité digestive est au plus haut.

4 • Supprimez les laitages et toutes les céréales contenant du gluten (blé, orge, seigle, avoine*, kamut, épeautre).

5 • Consommez des légumes de saison en abondance, cuits à la vapeur douce.

6 • Consommez des huiles de première pression à froid (moins de 40° C). Ne les chauffez jamais.

7 • Mangez tous les jours une protéine animale (poisson, œufs, viande deux fois par semaine).

8 • Ne buvez pas plus d'un verre de liquide par repas.

9 • Commencez votre repas par un farineux pour éponger les sucs biliopancréatiques.

10 • N'oubliez pas de faire chaque jour de l'exercice physique (minimum 40 mn) et, surtout, respirez !

* Au vu des dernières recherches, il semblerait que l'avoine ne contienne pas de gluten. Mais à consommer avec modération (pas plus d'une fois tous les 5 jours).

Remerciements

Je remercie très sincèrement *Laurent Hervieux* pour ses nombreux conseils et informations médicales concernant les allergies et intolérances aux laitages et au gluten. Ce médecin homéopathe “érudit” a collaboré avec Max Tétau et rencontré les Drs Maurice Jeaner, Jean Seignalet et Michel Geffard. Ces échanges l’ont mis à l’interface de travaux de pointe en immunologie, dont il a fait une synthèse pratique applicable en homéopathie, sa médecine de terrain privilégiée. Cofondateur du groupe de recherche et d’application en immunothérapie (GRAIN) en 1992, qu’il préside depuis 2001, il est l’auteur de plusieurs ouvrages sur l’immunothérapie (cf. bibliographie) et donne des conférences aussi bien en France qu’à l’étranger.

Ma profonde reconnaissance au Dr *Bruno Donatini,* médecin spécialisé en gastro-entérologie, hépatologie, cancérologie, proctologie et ostéopathie, fondateur de Mycoceutics (spécialisée en compléments alimentaires à base de champignons), pour sa contribution précieuse à la naissance de cet ouvrage (cf. présentation détaillée en fin d’ouvrage).

PREMIÈRE PARTIE

L'intolérance au gluten et aux laitages

L'intolérance au gluten, qu'est-ce que c'est ?

L'intolérance au gluten a été découverte juste après la Seconde Guerre mondiale, en Hollande. Les médecins remarquèrent alors que de nombreuses maladies avaient disparu pendant la guerre pour réapparaître par la suite. Quel était donc le coupable de ces maux ? Après de nombreuses enquêtes alimentaires, ils s'aperçurent que ces troubles étaient dus à la réintroduction des farines et du pain dans l'alimentation.

Il fallut encore quelques années pour comprendre quelle était la molécule toxique contenue dans le blé : il s'agissait du *gluten*. D'autres céréales furent également incriminées : l'**orge,** le **seigle,** l'**avoine** et, plus récemment, le **kamut** et l'**épeautre.**

Le gluten – ou *gliadine,* qui veut dire *colle* – est un liant qui permet d'obtenir une liaison dans de nombreuses préparations : pains, pâtes, pizzas, pâtisseries, mais aussi charcuteries, plats préparés, terrines, etc. Vouloir faire du pain ou des pâtisseries sans gluten est très ardu car sans colle, la préparation ne tient pas et se délite rapidement.

Les études actuelles permettent d'affiner les degrés d'intolérance : on parle donc d'**allergie**, d'**intolérance** ou de **sensibilité** au gluten.

- On évoque l'**allergie** lorsque la réaction est immédiate : boutons, rougeurs, urticaires, œdèmes de Quincke, asthme, etc.
- On parle d'**intolérance** quand la sensibilité est retardée. La réaction peut se manifester dans les trois jours : ballonnements, colite, gaz, fatigue, insomnie, migraine, etc., mais certaines personnes peuvent être intolérantes sans le savoir et sans manifestations digestives apparentes. Elles le découvriront peut-être lors d'une maladie si leur médecin pense à effectuer les analyses adéquates.

La **maladie cœliaque** est la forme la plus grave de l'intolérance au gluten car elle génère des affections irréversibles, comme : *ostéoporose, diabète, thyroïdite, cirrhose du foie, cancer digestif.* Elle aboutit à la destruction des villosités intestinales.

Un intestin normal couvre environ 300 m^2 de surface. Sa longueur, de 8 à 10 mètres, se déploie sur cette grande surface grâce aux villosités qui sont comme des petits doigts gorgés de sang. Imaginez une moquette berbère très épaisse dont les fils représenteraient ces fameuses villosités. Si vous faites tomber un verre de vin, les filaments en absorbent instantanément le liquide. En revanche, si la boisson tombe sur un carrelage, il en résulte une large flaque qui n'est pas absorbée.

Il en va de même pour notre intestin : le gluten attaque les villosités année après année et l'on se retrouve avec une paroi lisse et une surface d'absorption de quelques mètres carrés seulement ! Et les conséquences sont nombreuses : *carences, réactions immunitaires dues à l'inflammation permanente, attaque des systèmes nerveux, digestif, endocrinien, tendino-musculaire et osseux* (voir aussi 3e partie, "L'intestin grêle").

Le mécanisme de la maladie cœliaque est immunologique : le système immunitaire déclenche une réaction au niveau de l'intestin qui aboutit à la destruction des villosités. Ce n'est donc pas l'aliment lui-même qui agresse la paroi, mais la réaction de l'organisme à l'aliment.

Le seul traitement connu aujourd'hui est l'arrêt total des aliments contenant du gluten. Ce sevrage peut être momentané (de 1 à 6 mois) ou définitif. Pour accompagner un tel changement alimentaire, il est souhaitable de prendre simultanément certains remèdes (voir annexes, "Mes remèdes préférés") qui ont le pouvoir de reconstituer l'écosystème intestinal et de régénérer la perméabilité membranaire.

Comment fait-on le diagnostic de la maladie cœliaque ?

Par une fibroscopie et une biopsie. Des prélèvements s'effectuent au niveau du duodénum. Pour effectuer correctement ce test, il faudrait procéder à un minimum de six prélèvements dans différentes zones de l'intestin car les réactions sont plus ou moins fortes en fonction de l'endroit testé. Ce test est très contraignant et nécessite une anesthésie générale.

Il y a également les marqueurs sérologiques qui permettent de retrouver des anticorps contre la gliadine du blé. Si les anticorps sont positifs, vous êtes certain d'avoir contracté la maladie cœliaque ; s'ils sont négatifs, vous êtes peut-être sensible ou intolérant au gluten.

Pourquoi est-il important de diagnostiquer la maladie cœliaque ?

- Tout d'abord, pour être reconnu par la Sécurité sociale qui accorde, le cas échéant, un remboursement partiel des produits achetés sans gluten.
- Ensuite, c'est vital pour les enfants car ils pourront justifier de leur intolérance devant toutes sortes d'administrations, notamment les cantines.
- Si vous continuez malgré tout à manger du gluten alors que vous avez vérifié votre intolérance, vous risquez de contracter les maladies citées plus haut et cela peut aller jusqu'au cancer digestif.

Cette maladie doit donc être prise au sérieux et les personnes qui en souffrent devront éviter le gluten à vie, même si, au bout de quelque temps, elles ne présentent plus de symptômes digestifs lorsqu'elles consomment des aliments qui en contiennent. **La maladie cœliaque se guérit en ne mangeant plus jamais de gluten !**

Les médecins psychiatres devraient systématiquement faire un dépistage d'intolérance au gluten lorsqu'ils sont confrontés à une maniaco-dépression, une dépression, une hyperactivité, une hystérie, un autisme, une schizophrénie ou une hystérie. Pourquoi consommer des antidépresseurs et des psychotropes alors qu'il suffirait d'arrêter de manger du gluten pour guérir des dépressions graves ? De nombreuses maladies irréversibles (thyroïdite, diabète, ostéoporose) pourraient être évitées en faisant à temps une analyse de détection. Les cas de fatigues chroniques devraient interpeller plus souvent les médecins quant à une éventuelle intolérance au gluten.

Que se passe-t-il au niveau de l'intestin ?

Les aliments arrivent dans l'intestin grêle, amalgamés avec les sucs biliaires et pancréatiques qui transformeront les protéines (macromolécules) en peptides (micromolécules). Ces dernières sont des petites protéines qui, à leur tour, seront métabolisées en oligopeptides, qui finiront eux-mêmes par être transformées en acides aminés.

Le gluten contient beaucoup d'acides aminés qui ont la propriété de gêner le fonctionnement des enzymes digestives. Finalement, qu'est-ce qu'une protéine ? C'est une chaîne d'acides aminés liés les uns aux autres. L'enzyme a le pouvoir de couper cette chaîne pour en créer une plus petite. Mais certains acides aminés (dont la gliadine) entravent ce fonctionnement enzymatique et gênent la coupure. L'organisme éprouve alors davantage de difficultés pour effectuer correctement ces transformations en oligopeptides et en acides aminés. On se retrouvera alors avec des oligopeptides qui ne peuvent pas être absorbés et qui stagnent dans l'intestin.

Le bon fonctionnement des enzymes digestives dépend de plusieurs facteurs :

- tout d'abord génétiques, car la maladie cœliaque est souvent transmissible,
- ensuite, de la consommation suffisante de protéines nobles (viandes, poissons, œufs),

- ainsi que de la présence abondante des minéraux dans l'alimentation, comme le zinc et le magnésium, qui sont les principaux catalyseurs de ces réactions.

L'organisme ne doit pas contenir de métaux lourds, en particulier de mercure, car celui-ci a la particularité de se fixer aux enzymes et de bloquer l'action enzymatique du corps entier. En effet, il occupe alors la place des catalyseurs et, une fois attaché à l'enzyme, il en entrave le bon fonctionnement.

Quand l'écosystème intestinal est perturbé, la digestion enzymatique fonctionne mal et l'ensemble de l'organisme se trouve menacé. Certains peptides gênent le fonctionnement de la sérotonine, neurotransmetteur indispensable au fonctionnement correct du cerveau et au bon équilibre psychologique. Un manque de sérotonine aboutit à des dépressions, de l'hypersensibilité, de l'émotivité exacerbée, des problèmes respiratoires, de l'hypotension et une dépendance au pain et au lait.

On retrouve une grande partie de ces symptômes dans la *spasmophilie*. Il ne suffit donc pas de se supplémenter en magnésium pour aller mieux, mais il faut supprimer aussi totalement le gluten pour que le cerveau ait des chances de fonctionner normalement.

Le gluten et la perméabilité intestinale

Associés à une mauvaise hygiène alimentaire, les métaux lourds entraînent à terme des troubles de la perméabilité intestinale. Quand on sait que la couche de cellules dans l'intestin est plus fine qu'un papier à cigarettes et que c'est elle qui nous protège des agents extérieurs, il y a de quoi trembler. La peau, par exemple, comprend de nombreuses couches de cellules cornées qui nous permettent de nous protéger. Quand vous trempez votre main dans l'eau, celle-ci ne rentre pas dans votre organisme !

L'intestin contient des cellules qui sont jointes les unes aux autres de manière à ne laisser passer que les micromolécules. Quand celles-ci ont été agressées, année après année, par une alimentation non conforme, les espaces entre les cellules s'agrandissent et laissent passer des macromolécules et des substances indésirables (peptides, bactéries). Ces dernières entraîneront alors des réactions inflammatoires dans l'intestin et créeront des perturbations immunitaires.

Tous les troubles du transit intestinal, les phénomènes allergiques, les infections à répétition, les troubles du comportement, etc., devraient faire penser à une intolérance au gluten, à la caséine ou aux deux.

Qu'est-ce qu'est la caséine ?

La caséine, protéine thermostable, est un **allergène actif** présent dans le lait, les produits laitiers et le fromage.
On en trouve des traces dans de nombreux aliments ainsi que dans les préparations contenant du lait ou produits dérivés. Ainsi, on peut trouver du lait dans des produits censés ne pas en contenir, soit parce que les protéines de lait n'ont pas toutes été dégradées, soit parce qu'il y a eu contact de ces produits au moment de leur fabrication avec des aliments contenant du lait. Même les formules de substitution pour nourrissons, dérivées du lait et ayant subi une hydrolyse enzymatique poussée, peuvent contenir des résidus de caséine.

Réactivité croisée : possible avec les produits laitiers, surtout le fromage fabriqué avec du lait de vache et de brebis.

Données cliniques : chez les patients sensibilisés au lait, on trouve souvent des réactions d'IgE (immunoglobulines) contre la caséine.
Au cours d'une étude réalisée sur 92 patients allergiques au lait de vache, Bernard et ses collaborateurs[1] ont découvert que l'intensité et la spécificité de la réponse IgE variaient selon les allergènes de la caséine. Cela indique la présence d'épitopes distincts sur chacune de ces molécules.
Une étude réalisée sur un patient devenu subitement allergique au lait de vache à l'âge de 29 ans a révélé qu'il développait également des réactions cutanées induites par la caséine[2]. Les résultats de tests *in vitro* et *in vivo* ont révélé une réactivité monospécifique à la caséine, dans des cas d'anaphylaxie induite par le lait de vache.[3]

Certains chercheurs ont signalé que la caséine était responsable de réactions allergiques chez des patients consommant des aliments déclarés "sans produits laitiers". La caséine et les caséinates sont utilisés comme agents de texture pour la fabrication de divers aliments, tels que saucisses, pains, soupes, ragoûts et autres plats préparés. Du fait de sa haute qualité et teneur en protéines, de sa faible quantité de lactose et de son goût neutre, la caséine est souvent utilisée comme complément alimentaire ou pour enrichir certains aliments sur le plan nutritionnel. Parmi ces derniers, on peut notamment citer les céréales, les formules de substitution pour nourrissons, ainsi que les boissons ou barres énergétiques. Mais on peut également la trouver dans les succédanés de lait en poudre, les sauces, les crèmes glacées, les vinaigrettes, les pâtisseries ou la crème fouettée.

Allergènes : la caséine est thermostable et 75 à 80 % de toutes les protéines de lait que l'on rencontre sont des protéines de caséine. Son taux dans le lait de vache varie entre 2,5 et 3,2 % pour 100 ml de lait. C'est une protéine qui a été isolée du lait et qu'on commercialise depuis 1900. Il semblerait que même une stérilisation à température maximale (120° C) pendant 20 minutes ne diminue que faiblement son allergénicité. Parmi l'ensemble des protéines de lait, il existe quatre protéines de caséine différentes.

Des études plus poussées ont confirmé que la caséine comporte peu de peptides possédant une structure tertiaire et, par conséquent, peu d'épitopes "conformationnels". Les épitopes séquentiels sont présentés même dans une caséine dénaturée, ce qui explique que l'allergène reste stable même soumis à des conditions susceptibles de le dénaturer, comme la chaleur.

(Source : Pharmacia Éditions. Dictionnaire Pharmacia des allergènes : www.remcomp.fr/asmanet/allergenes)

[1] Bernard H., Wal J.M., Creminon C., Grassi J., Zevaco C., Miranda G., Houdebine LM, "Sensitivities of cow's milk allergic patients to caseins", *Allergy,* 1992 ; 47 : 307.

[2] Olalde S., Bensabat Z., Vives R., Fernandez L., Cabeza N., Rodriguez J., "Allergy to cow's milk with onset in adult life", *Ann Allergy,* 1989 ; 62 : 185a-185b.

[3] Tabar AI., Alvarez M.J., Echechipía S., Acero S., Garcia BE., Olaguíbel JM., "Anaphylaxis from cow's milk casein", *Allergy,* 1996 ; 51 : 343-345.

À qui s'adresse ce régime ?

À tout le monde, ou plutôt à toute personne souffrant de certains désordres évoqués précédemment. Signe principal : *la fatigue*. Pourtant, la fatigue n'est pas une maladie répertoriée par la médecine. Vous préoccuper de ce symptôme dès son apparition peut vous éviter de nombreux désagréments.

Depuis que je conseille ce régime, je suis moi-même surprise par les résultats obtenus. J'ai observé des cas très complexes, que le corps médical avait abandonnés, s'améliorer, voire guérir (comme la maladie de Parkinson, des troubles de la personnalité, la dépression, la schizophrénie, la fibromyalgie, les problèmes de peau, la sclérose en plaques, un surpoids résistant) ! C'est la raison pour laquelle je l'appelle ***mon régime miracle***.

Par curiosité, vous pouvez le suivre ne serait-ce que 15 jours. Dès les premiers signes d'une gêne quelconque, même non digestive, faites-en l'expérience. Il suffira parfois de quelques jours seulement pour que tout rentre dans l'ordre. Si vous êtes malade depuis plus longtemps, l'amélioration peut être plus longue. Vous vous sentirez certainement plus léger, moins ballonné dès les premiers jours. De nombreuses personnes perdront du poids et vivront mieux dans leur corps.

L'amélioration des états dépressifs est plus longue. N'oubliez pas que l'intestin grêle sécrète autant de sérotonine que le cerveau. Pour que la paroi intestinale se régénère et que les neurotransmetteurs fonctionnent normalement, il faut parfois compter plus de quatre mois, avec des coups de pouce en micronutrition (probiotiques, *Ultra InflamX*, griffonia, millepertuis, etc. – voir "Mes remèdes préférés").

Dans tous les cas, accrochez-vous et soyez rigoureux. Le moindre écart, la moindre parcelle de gluten ou de caséine relance les réactions de défense.

J'ai connu une jeune femme qui, dès qu'elle faisait la moindre entorse, souvent involontaire, voyait ses pieds gonfler et rougir ! Une autre souffrait de nouveau d'insomnies, une autre reprenait ses crises de boulimie !

Ce régime est particulièrement efficace chez les enfants : des eczémas peuvent s'arrêter en 15 jours[4] ; les enfants hyperactifs peuvent être plus sages dès le premier mois ; ils se concentreront aussi mieux à l'école, seront moins agressifs et plus sociables.

Toutefois, une difficulté s'ajoute à ce changement alimentaire : la cantine et les critiques de l'entourage. Se démarquer de la norme n'est jamais chose facile.

D'une part, vous risquez de vous heurter aux lourdeurs administratives. En effet, on ne peut avoir de régime spécial que si l'on est reconnu *cœliaque* par le corps médical. Hélas, on peut être sensible ou intolérant au gluten sans que cela n'apparaisse lors d'une biopsie[5]. Vous occuper de votre enfant à l'heure du déjeuner est, bien entendu, l'idéal, mais si vous n'avez pas le choix, vous ne pouvez qu'essayer de faire “ami-ami” avec le personnel de la cantine et expliquer à votre enfant les raisons pour lesquelles il doit éviter certaines préparations.

D'autre part, l'entourage immédiat (famille, amis) peut parfois ne pas comprendre et nier, avec un brin de cynisme, l'origine alimentaire des maux de votre enfant.

À vous de gérer la situation sans trop de heurts !

---

4 Veillez à toujours les supplémenter en oméga 3.
5 Seul examen reconnu par la Sécurité sociale.

Êtes-vous intolérant ou sensible au gluten ?		
Questions	**Oui**	**Non**
Êtes-vous souvent ballonné(e) ?		
Avez-vous des problèmes de transit (diarrhée, constipation) ?		
Avez-vous tendance à somnoler après les repas ?		
Êtes-vous fatigué(e) en permanence ?		
Avez-vous une colite douloureuse ?		
Avez-vous des crises de tétanie ?		
Avez-vous des douleurs articulaires ?		
Avez-vous des douleurs osseuses ?		
Avez-vous une mauvaise circulation dans les jambes ?		
Êtes-vous déprimé(e) ?		
Avez-vous des troubles de la mémoire ?		
Avez-vous des troubles du sommeil ?		
Avez-vous des troubles du comportement (sensation d'être dans une bulle ou de ne pas être dans la réalité) ?		
Avez-vous des problèmes de peau (eczéma, psoriasis, acné et autres) ?		
Avez-vous des problèmes osseux (ostéoporose, arthrose) ?		
Êtes-vous anémié(e) ?		
Manquez-vous de fer ?		
Êtes-vous carencé(e) en folates ?		
Manquez-vous de magnésium ?		
Êtes-vous frileux ou frileuse ?		
Êtes-vous spasmophile ?		
Avez-vous des problèmes hormonaux ?		
Avez-vous des bouffées de chaleur ?		
Avez-vous des problèmes gynécologiques (pour les femmes) ?		

Questions (suite)	Oui	Non
Avez-vous des problèmes de thyroïde ? Avez-vous des saignements anormaux ? Avez-vous des problèmes de foie ? Avez-vous des problèmes de vésicule biliaire ? Avez-vous une maladie auto-immune (polyarthrite, sclérose en plaques, cancer ou autre) ? Avez-vous les cheveux et le teint terne ? Êtes-vous émotif ou émotive ? Avez-vous subi un choc psychologique important (deuil, divorce, déménagement, perte d'emploi, accouchement, mariage) ? Avez-vous tendance à vous replier sur vous-même ? **POUR LES ENFANTS** Votre enfant est-il hyperactif ? A-t-il du mal à se concentrer à l'école ? Est-il capricieux ? Est-il autiste ou schizophrène ? A-t-il un retard de croissance ? A-t-il des problèmes de peau ?		

Réponses (1 oui = 1 point)

- De 2 à 6 points, vous êtes probablement **sensible au gluten.**
- Au-delà de 6 points, on peut davantage parler d'**intolérance au gluten.**
- Au-delà de 12 points, il est conseillé de faire les tests de dépistage car, sans le savoir, **vous souffrez peut-être de la maladie cœliaque.** Le cas échéant, cela vaut la peine de la dépister, car la Sécurité sociale pourra vous rembourser une certaine quantité de produits sans gluten.

Ceci n'est qu'un test approximatif car les symptômes peuvent varier en fonction de l'âge, de l'alimentation, de l'adaptation à l'environnement (stress physique, affectif, émotionnel, etc.). Si les troubles ne sont que passagers, n'en tenez pas compte. En revanche, si les malaises sont chroniques, vous souffrez certainement de carences dues, entre autres, à une intolérance au gluten, à la caséine ou aux deux.

Pourquoi certains régimes fonctionnent-ils si bien ?

Si l'on étudie les différentes "doctrines" alimentaires avec un autre regard – qu'il soit diététique classique ou hygiéniste – on peut mieux expliquer les raisons de leur succès.

Les monodiètes

Quand vous ne consommez pendant plusieurs jours, voire plusieurs semaines, qu'un seul type d'aliments (raisins, citrons, fruits, riz complet, jus de légumes), vous excluez obligatoirement les deux grands toxiques que sont le gluten et la caséine. On n'a jamais vu de monodiète de crème glacée ou de pain ! Vous perdrez obligatoirement du poids et les symptômes qui vous encombrent vont disparaître. Finis les gaz, les ballonnements, la fatigue, les problèmes articulaires ; en somme, tous les malaises liés aux dysfonctionnements alimentaires.

Les régimes amaigrissants

Il en existe toute une panoplie : Mayo, Scarsdale, Atkins, Montignac ; bref, les régimes hyperprotéinés et dissociés. En les suivant, vous excluez les hydrates de carbone, donc toutes les farines et le pain, pour ne manger que des légumes, des viandes, des poissons et des fruits pauvres en glucides. Même les fromages sont réduits ou supprimés car ils contiennent du lactose (sucre du lait). Il en résulte que vous maigrissez et avez plus la pêche !

Le **jeûne** étant la méthode ultime la plus efficace car vous ne risquez aucune réaction à quoi que ce soit.

Les régimes de santé

- Le plus connu est le **régime hypotoxique du Dr Seignalet,** qui préconise une alimentation de préférence crue ou légèrement cuite à la vapeur douce, des produits naturels non transformés, ainsi que l'exclusion des produits laitiers et des céréales contenant du gluten, hormis le kamut et l'épeautre. Ce régime est le plus proche de mes recommandations, mais sa rigueur au niveau des aliments crus le rend difficile à suivre à long terme.

- Le **régime Kousmine** est une excellente cure de santé car il exclut tout aliment raffiné et privilégie en plus les aliments biologiques et complets. Seulement, à l'époque, la doctoresse Kousmine ne s'était pas encore penchée sur les intolérances alimentaires. Avec sa crème Budwig (fromage blanc 0 %, céréale crue, huile pressée à froid, graines oléagineuses, fruits) qualifiée de très indigeste, elle a fait réagir de nombreux naturopathes. Ce régime devient cependant idéal quand on exclut le gluten et la caséine.

Le petit-déjeuner peut se transformer de la manière suivante : 1 banane écrasée avec le jus d'un demi-citron, 1 cuillère à soupe de *Céréadej* sans gluten[6], de l'huile de noix pressée à froid, des graines de lin ou de sésame ou noisettes, des amandes, des noix et un peu de fruits de saison.

- Le **régime crétois** est également idéal si l'on supprime le pain, même complet, et les fromages. Seuls sont tolérés les fromages de chèvre.

- Le **crudivorisme** et l'**instinctothérapie** ont eu beaucoup de succès, car aucun aliment n'est cuit ou transformé, ce qui élimine d'office le pain, les pâtes et les céréales en général. Seules les céréales germées sont tolérées. Cependant, les laitages de qualité biologique supérieure sont également tolérés.

- Le **régime des 4 groupes sanguins du Dr Peter J. D'Adamo** est l'un des plus avancés en ce qui concerne la recherche sur les intolérances digestives. Pour lui, tous les groupes sanguins réagissent de façon négative aux laitages de vache (exception faite pour les personnes du groupe B) et aux céréales contenant du gluten. Ses autres analyses doivent être approfondies et individualisées. Mais reconnaissons qu'il a ouvert une voie.

---

6 En magasins de diététique.

Pourquoi certains régimes échouent-ils ?

Le végétarisme devrait être le meilleur régime de santé, c'est du moins ce que pensent des millions de personnes. Cependant si vous êtes intolérant au gluten et à la caséine, ce sera très difficile pour vous d'équilibrer les protéines. Une des fâcheuses tendances des végétariens est justement de consommer trop de laitages et de pain complet. Carencés en protéines, ils ont souvent faim et ont l'habitude de manger entre les repas en abusant des fruits secs et oléagineux. Ainsi, ils s'encrassent et renouent au bout de quelque temps avec les mêmes malaises qui les avaient poussés à suivre ce régime.

❍ ❍ ❍

L'idéal n'existe pas ! Il faudra que vous personnalisiez votre alimentation. En reconnaissant les aliments qui vous sont nuisibles, il vous suffira de les éviter et ceci définitivement.

« Répétez un mensonge suffisamment longtemps et il deviendra vérité. »
Lénine

Pourquoi cette hausse de problèmes liés au gluten ?

Lorsque j'ai commencé à m'intéresser aux problèmes liés au gluten, je ne savais pas encore où cela allait me conduire. Comme tout un chacun, je croyais que seuls les grands malades cœliaques étaient concernés par le gluten. Il fallait donc avoir de sérieux troubles de santé (par exemple diarrhées, déminéralisation, œdèmes, nanisme) pour faire ce régime si restrictif, du moins, c'est ce qu'il me semblait. Je pris connaissance de nombreux travaux effectués à ce propos[7] et conseillai de plus en plus mon régime sans gluten et sans caséine. Ce sont les personnes qui m'ont fait confiance qui m'ont peu à peu convaincue des bienfaits de ce régime. J'ai même obtenu des résultats "miraculeux" sur des allergies en tous genres, des eczémas récidivants, des grandes fatigues, des dépressions, des maladies auto-immunes (Parkinson, sida) et, bien entendu, sur tous les problèmes digestifs. Il suffisait de suivre mon protocole[8].

Lorsqu'on me demandait pourquoi il y avait autant d'intolérants au gluten, je pensais, au début, qu'il s'agissait d'une mutation des blés et autres dérivés.

Puis, au fur et à mesure de mes recherches, je lus cet article dans *Pratiques de santé* (site internet : www.soignez-vous.com) qui me sembla fondamental pour la compréhension de ce phénomène. Je vous en livre ici quelques extraits :

« En 10 ans seulement, le nombre d'autistes a été multiplié par trois aux États-Unis. Aujourd'hui, c'est par

---

7 Dr Jean Seignalet, Association Stelior, Professeur Reichelt.

8 Voir 2e partie : "Comment changer son alimentation ?".

centaines de milliers que des autistes, des schizophrènes et d'autres troubles envahissants du comportement sont comptabilisés : un enfant sur 300 en serait atteint.

En Europe, une personne sur 300 serait intolérante au gluten !

Les métaux lourds incriminés : *les pays industrialisés sont particulièrement concernés par cette hausse des troubles du comportement* (nous sommes, en France, les plus grands consommateurs d'antidépresseurs au monde !). *L'une des explications données par les scientifiques européens serait l'intoxication lente aux métaux lourds, due principalement aux rejets de mercure et de plomb en quantités considérables par l'industrie dans l'atmosphère… mais également à la présence de divers métaux dans les amalgames dentaires (mercure, étain, argent…), les cigarettes (cadmium), les vaccins en général (aluminium) et, plus particulièrement, le vaccin rougeole-oreillon-rubéole – ROR (mercure).*

Les métaux lourds, en s'accumulant dans l'organisme, ont en effet une action inhibitrice sur une classe d'enzymes, les peptidases, destinées à la dégradation complète d'un ensemble de protéines alimentaires provenant du gluten et de la caséine (présentes dans les produits laitiers et dans la viande de veau et de bœuf).

Chez certains enfants génétiquement prédisposés et atteints de troubles graves du comportement ou d'autisme, on a justement identifié une carence de ces mêmes enzymes.

De nombreux chercheurs en déduisent que, lorsque ces enzymes sont inhibées par excès de métaux lourds, des psychopathologies lourdes, ou une hyperactivité constante, ou une dépression grave, peuvent apparaître chez des enfants jusqu'alors sains.

C'est un véritable empoisonnement chronique qui les atteint. En effet, lorsque les protéines des céréales contenant du gluten et celles du lait de vache ne sont pas complètement dégradées, elles franchissent la paroi intestinale et se retrouvent dans le système sanguin. Ces "peptides opiacés" vont se comporter dans l'organisme comme certains morphiniques et se fixer sur les récepteurs biochimiques du cerveau spécifiques à ces substances. En occupant et en saturant les récepteurs opiacés, les peptides provenant du gluten et de la caséine vont alors entraîner des dérèglements du comportement et favoriser le développement de maladies envahissantes du comportement.

Le désordre biochimique auquel se trouve confronté l'organisme lors d'une intoxication au gluten et à la caséine est à l'origine de tout un éventail de désordres comportementaux, allant de l'hyperactivité à l'autisme, en passant par les troubles de la personnalité et l'épilepsie. L'indifférence, le repli sur soi et l'absence de langage en sont les conséquences majeures.

Parallèlement, les peptides nocifs qui encombrent l'organisme perturbent la gestion de la sérotonine ; il y a parfois trop de sérotonine et parfois trop peu. Cela conduit à des informations excessives transmises par les sens, des insomnies, des réactions impulsives et aussi une aptitude à l'adaptation. L'adaptation à notre environnement et à notre milieu (gestion des émotions, lâcher-prise, acceptation, etc.) *n'est-elle pas la condition majeure de notre bonne santé ?*

Le régime sans gluten et sans caséine occasionne, selon le Professeur Reichelt, une amélioration pour toutes les catégories de comportement chez 81 % des enfants en seulement 3 mois. Une reprise de ces aliments entraîne généralement une rechute. Une conclusion confirmée par les observations du Professeur Pelliccia, du Département de pédiatrie de l'Université de médecine de Rome, qui a constaté une baisse de l'incidence des crises d'épilepsie dès l'adoption d'un régime approprié... Et une reprise spectaculaire des crises lorsque le régime sans gluten et sans caséine est interrompu. »

Elke Arod, présidente de l'association Stelior (cf. "Adresses utiles") atteinte de polyarthalgie atypique et de fibromyalgie, donna naissance à un garçon qui tomba lui-même très rapidement malade. Ses souffrances[9] la porteront à chercher elle-même des solutions. Suite à certaines lectures[10], elle commença à réformer son alimentation ainsi que celle de son fils. Elle fit la chasse à tous les ingrédients de synthèse et à tous les aliments contenant du gluten et de la caséine. Son fils et elle-même retrouvèrent alors la santé et le bien-être et c'est ce qui la motiva à mettre au point un protocole alimentaire sans ces toxiques pour aider de nombreuses autres familles.

Elle finit par comprendre que tous ses problèmes métaboliques étaient dus aux systèmes enzymatiques qui ne faisaient plus leur travail à cause de la présence de métaux lourds. Ceux-ci empêchent l'assimilation de la nourriture et transforment les nutriments sains en toxiques dans l'organisme. La série des principales enzymes de désaturation des acides gras saturés, comme la Delta-6-désaturase, n'arrive alors plus à transformer et à métaboliser les huiles et les graisses saturées ou mono-insaturées en acides gras essentiels, indispensables pour les cellules nerveuses du cerveau, le système immunitaire, la rétine, etc.

Chez certaines personnes, ces carences peuvent être responsables du développement de maladies dégénératives, comme la sclérose en plaques, les dépressions, la

9 Otites chroniques, blocages respiratoires, cécité d'un œil, allergies, problèmes de peau, déformations osseuses, insomnies, hyperactivité, autisme...

10 Dont *La drogue cachée,* de Herta Haffer.

schizophrénie, la maladie d'Alzheimer, les cancers, les maladies cardiovasculaires.

Pourquoi le gluten est-il incriminé ?

Par dégradation incomplète, le gluten peut fournir de nombreux peptides qui passent dans la circulation sanguine, du fait de la trop grande perméabilité de l'intestin. Par la suite, ces peptides atteignent les récepteurs du cerveau sous forme d'opioïdes et peuvent générer des maladies psychiatriques graves : autisme, schizophrénie, hyperactivité, dépression, sensation d'être dans le brouillard, dans le coton, indifférence, etc.

La caséine des laitages de vache forme des casomorphines, qui ont le même impact que les peptides. Nous avons donc aujourd'hui la preuve que les blocages enzymatiques entraînent des mauvaises transformations des aliments pouvant devenir toxiques. Un examen en laboratoire des peptides urinaires peut être un début de preuves d'une intolérance au gluten et d'une intoxication aux métaux lourds. Le mélange de ces métaux accentue leur toxicité dans l'organisme. Le mercure, par exemple, prend la place des oligoéléments essentiels aux enzymes au niveau des cellules et les inhibe. Par la suite, le gluten produit de la *gliadinomorphine*, substance très toxique qui interagit au niveau de la communication entre les neurotransmetteurs et les neurorécepteurs. Des maladies psychiatriques évoquées plus haut peuvent en résulter.

De même, la *casomorphine,* issue de la caséine du lait, supprime l'immunité et provoque des maladies ORL[11], des dermatoses[12], etc.

---

11 Otites, bronchites, asthme, allergies, sinusite.
12 Eczéma, psoriasis, acné, peau sèche.

Où trouve-t-on les métaux lourds ?

Sources	Conséquences sur la santé
• Le mercure Thermomètre Mercurochrome Mercryl Vaccins (conservateurs) Amalgames dentaires Poissons (thon, saumon) Engrais chimiques Fongicides et pesticides Antiseptiques Peintures à l'eau Combustion du charbon Cosmétiques Papiers Pellicules de film Lampes au néon Cire à parquet Accumulateurs	Altération des fonctions cérébrales Migraines Irritabilité, colère Anxiété Insomnies Sueurs anormales Saignement des gencives Asthénie Problèmes visuels Troubles ORL Rhumatismes Paralysie Convulsions Lésions rénales Albuminurie
• Le plomb Gaz d'échappement des voitures et des avions Eau du robinet Conduites d'eau en plomb Peintures contenant du plomb Piles Pollutions dues aux fonderies Tabac (il augmente son absorption dans l'organisme)	Saturnisme Anémie Fatigue chronique Coliques Convulsions Psychoses

Sources	Conséquences sur la santé
• Le cadmium Tabac Huîtres Café instantané Boissons au cola Farine blanche Eau du robinet Bonbons Charcuterie Incinération de matières plastiques et de caoutchouc Colorants Engrais phosphatés Produits d'entretien pour l'argenterie Huile de moteur Gaz d'échappement Casseroles émaillées	Lésions rénales Bronchite chronique Emphysème Artériosclérose Cancers, de préférence pulmonaires
• L'aluminium Casseroles Couverts Papiers d'emballage Médicaments (pansements gastriques) Cosmétiques (produits antitranspirants et crèmes) Vaccins Habitat	Maladie d'Alzheimer Confusion dans les idées Anxiété Maux de tête Vertiges Flatulences Constipation Problèmes urinaires Démangeaisons Faiblesse dans les jambes
• Le titane Orthopédie (prothèses) Peintures Implants dentaires Eau du robinet	En attendant des analyses plus précises, il fait l'objet de soupçons quant à son innocuité.

L'alimentation est le seul moyen que nous possédons, une fois les métaux drainés hors de l'organisme[13], pour bien vivre et nous désintoxiquer.

Associée à la dégénérescence du mode de culture des blés modernes, l'intoxication aux métaux lourds contribue à l'accroissement de ce type de pathologies.

L'intolérance aux laitages de vache et de brebis

(selon le Dr Laurent Hervieux)

Généralités

Il s'agit en fait d'une intolérance aux protéines (caséine) du lait de vache. C'est une allergie alimentaire liée à une réponse immuno-allergique qui dépend des anticorps IgE et qui est dirigée contre un *trophallergène,* c'est-à-dire un allergène d'origine alimentaire.

- Le lait maternel contient trois fois moins de protéines que le lait de vache, mais trois fois plus d'anticorps.
- Le lait maternel est trois fois plus riche que le lait de vache en acides gras poly-insaturés, mais quatre fois moins riche en calcium et cinq fois moins riche en phosphore.
- Le lait de vache contient cinq fois plus de sodium et trois fois plus de potassium que le lait humain.

13 Voir "Mes remèdes préférés".

- La composition en protéines du lait de la femme se caractérise par trois fois moins de caséine, la même quantité d'alpha-lactalbumine et de lactosérum, ainsi que l'absence de bêta-lactoglobulines. Ces dernières sont les substances les plus mal tolérées et semblent être les plus immunogènes.
- Le lait de la femme contient plus de vitamines PP, C et E et de carotènes que le lait de vache.

L'intolérance au lactose (sucre du lait), assez rare, est due au déficit en lactase (qui progresse avec l'âge) au niveau de la muqueuse intestinale.

Manifestations cliniques

Cette intolérance peut s'exprimer très tôt, peu après la naissance si la mère a consommé des laitages en excès pendant sa grossesse.

Elle est maximum chez l'enfant jusqu'à 2 ans, mais la pratique montre qu'elle se rencontre à tout âge chez l'adulte. Dans le *Panorama du médecin* (n° 15 du 20 avril 2004), on pouvait lire : « *L'allergie aux protéines du lait de vache est la plus fréquente des allergies alimentaires de l'enfant avant un an. Depuis quelques années, on lui attribue près de 40 % des cas de reflux gastro-œsophagiens.* » C'est ce que le Dr Hervieux a pu constater chez l'adulte depuis une dizaine d'années...

L'intolérance au lait de vache se voit surtout chez les sujets atopiques ou allergiques (eczéma, urticaire, asthme). L'atopie est une prédisposition génétique à synthétiser des IgE. L'incidence, chez l'enfant, serait de 8 %.

L'allergie alimentaire est incriminée dans la plupart des dermatites atopiques (siégeant aux plis de flexion des coudes et des genoux et à la face antérieure du cou) et touche jusqu'à 8 % des asthmatiques. Cinq allergènes expliquent à eux seuls 80 % des allergies alimentaires de l'enfant : ***l'œuf, l'arachide, la moutarde, le lait et le poisson.***

Les tests cutanés ne sont pas toujours fiables et les tests sanguins ne sont pas toujours positifs.

Les manifestations cliniques sont assez variées.

❍ Chez l'enfant

Cela va des régurgitations, des coliques abdominales et de la diarrhée jusqu'à l'eczéma, l'urticaire, la migraine, l'œdème de Quincke ; de l'hypoglycémie au malaise, aux cris nocturnes, à l'insomnie et, parfois, au choc anaphylactique.

Quel que soit l'allergène, l'intolérance au lait de vache aggrave toutes les autres allergies. ***L'exclusion, au moins momentanée, de toutes les substances incriminées est la seule thérapeutique efficace.*** L'utilisation de laits à base d'hydrolysats de protéines est d'une aide précieuse : *Nutramigen, Pregestimil* (en pharmacie).

L'éviction doit être stricte, pendant 6 à 12 mois, avant toute tentative de réintroduction.

❍ Chez l'adulte

L'éviction des laitages animaux donne des résultats spectaculaires dans de nombreuses affections, comme : eczéma, psoriasis, rhinite, constipation (rarement), diarrhée (souvent), colite spasmodique (très souvent), mastose, règles douloureuses, fibrome utérin, hypertrophie bénigne de la prostate, douleurs et raideurs articulaires, migraine, spasmophilie.

Pratiquement toutes les affections auto-immunes sont améliorées par la suppression des produits laitiers : polyarthrites, spondylarthrites, rectocolite hémorragique, thyroïdite, diabète, hépatites chroniques, syndrome de

Goujerot-Sjögren[14], syndrome de Raynaud[15] et autres vascularites, Sida, syndrome de fatigue chronique et même la fibromyalgie[16].

Toutes ces affections sont d'étiologie multiple : génétique, bactérienne ou virale, vaccinale et alimentaire.

Rappelons que les protéines du lait de vache sont présentes dans tous les laitages (beurre, lait, crème fraîche, yaourt, fromage blanc, fromage, glaces, entremets), mais elles se retrouvent aussi dans des sauces et de nombreux plats cuisinés. Il est nécessaire de vérifier soigneusement toutes les étiquettes.

Il faut se méfier des allergies croisées avec les laits de soja et de chèvre, qui présentent respectivement 30 % et 60 % d'allergies croisées avec le lait de vache.

Le lait est un important facteur de croissance : il fait grandir un veau de 50 kg et le conduit à un poids de 300 à 600 kg en 6 mois environ. Cela explique qu'il soit contre-indiqué dans toutes les atteintes tumorales : que ce soit le cancer du sein, des ovaires, du côlon ou de la prostate, mais aussi dans toutes les leucémies.

L'arrêt des laitages entraîne une augmentation du tonus général et une lucidité plus aiguë, quelle que soit la pathologie. On note aussi un meilleur sommeil, une meilleure digestion, notamment la disparition des brûlures gastriques, du reflux gastro-œsophagien et de la somnolence après le repas.

Les protéines de lait mettent le patient en hypoglycémie, ce qui le pousse à grignoter et à prendre du poids. Inversement, l'arrêt de la consommation des produits

---

14 Syndrome de sécheresse oculaire et buccale.

15 Doigts blancs et glacés au froid.

16 Maladie très douloureuse touchant une douzaine de points localisés au niveau musculaire et osseux. Des troubles du sommeil et des dépressions accompagnent cette pathologie. Pour de plus amples renseignements à ce propos, lire *J'ai mal partout !,* du Dr Philippe-Gaston Besson, Éd. Jouvence, 1999.

laitiers réduit la rétention d'eau et entraîne une perte du poids (souvent de 3 à 5 kg en quelques semaines). *Il n'est pas rare de voir un patient diabétique qui, sous prétexte de ne pas vouloir prendre du poids, consomme deux à trois yaourts à 0 % par jour.*

La suppression radicale de ces produits se solde par une diminution des fringales, de la glycémie à jeun et du poids. *L'irritabilité, la mauvaise humeur et même les convulsions diminuent avec l'éviction des laitages : une enfant qui présentait jusqu'à douze convulsions par jour est passée, en 6 mois, à trois convulsions par jour ! Mais il a fallu 2 ans pour convaincre la mère de faire cet essai.*

Laurent Hervieux a même eu un cas de *narcolepsie* (maladie auto-immune caractérisée par des crises de somnolence invincible de 15 à 30 mn toutes les 2 heures) qui a été considérablement amélioré en 4 mois (il ne dormait plus que quelques minutes trois à quatre fois par jour). À sa connaissance, il n'y a pas d'infection urinaire chronique à colibacille qui ne s'améliore pas lorsque la femme supprime les laitages. Il en est de même pour les infections gynécologiques chroniques, notamment le candida albicans[17]. Sans caricaturer, on peut dire que les protéines de lait animal sont le meilleur moyen de faire proliférer le colibacille et le candida albicans dans les voies urinaires et génitales.

Madame le Pr Évelyne Lopez, médecin endocrinologue qui dirige quatre équipes du CNRS au Muséum national d'histoire naturelle à Paris, a donné un argument scientifique supplémentaire d'importance capitale en nous apprenant, au séminaire du groupe de recherche GRAIN à Biarritz, début septembre 1998, que le lait de vache contient du PTH RP[18]. Cette hormone est assimilée à la

---

17 Voir chapitre "Et si c'était les candidas albicans ?"

18 Parathyroid hormone related peptide.

parathormone, hormone d'origine thyroïdienne qui détruit l'os par les ostéoclastes, pour en prélever le calcium et remonter son taux dans le sang.

L'injection de PTH RP à des souris stimule les *ostéoclastes* (qui détruisent l'os), donc aide à la résorption de l'os (la calcitonine, au contraire, est un antagoniste de la parathormone).

Le capital osseux est normal jusqu'à 25 ans ; il diminue ensuite de 2 % par an pendant une dizaine d'années, puis de 0,5 à 1 % par an. Après la ménopause, la perte osseuse passe de 4 à 5 % par an ! Ainsi, l'ostéoporose post-ménopausique est liée à une baisse du nombre des *ostéoblastes* (qui stimulent la synthèse de l'os) et à une sensibilité accrue à la résorption ostéoclastique.

32 % des femmes contractent une ostéoporose nette après la ménopause. L'ostéoporose commence vers 35 ans, à cause de la diminution progressive de la sécrétion de la progestérone par les ovaires. La présence d'œstrogènes freine la destruction de l'os, mais c'est la progestérone qui permet la reconstruction osseuse par stimulation des ostéoblastes. Cependant, ce n'est que la progestérone naturelle, qui a la même structure chimique et physique que celle sécrétée par l'homme ou la femme, qui agit ainsi.

Selon le Dr John Lee, médecin américain qui a fait comprendre aux femmes la différence entre la progestérone et les progestatifs, il n'existe qu'une progestérone que l'organisme synthétise, surtout chez la femme, mais aussi chez l'homme. Cette hormone permet l'accomplissement de la grossesse puisque son taux le plus élevé dans le sérum, au cours de la vie de la femme, se voit pendant la grossesse.

Les progestatifs sont des médicaments imitant, de façon minime, les effets de la progestérone, mais dont la structure chimique n'est pas connue de l'organisme (d'où des effets secondaires de type maladies cardiovasculaires ou tumorales, d'autant plus que les progestatifs ont de forts effets de type œstrogène).

La progestérone naturelle est le premier traitement contre le vieillissement de la femme. Le calcium se fixe sur la trame protéique de l'os. Il faut un apport journalier de protéines pour ne pas développer d'ostéoporose, d'où les risques du végétalisme et du végétarisme qui n'en fournissent que peu. En conséquence, il faut 800 mg de calcium par jour dans la ration alimentaire d'un végétarien, alors qu'il en faudrait 1500 mg chez le carnivore qui consomme en plus des laitages. En effet, les déchets métaboliques du carnivore entraînent une surconsommation de calcium.

En l'an 2005, il n'existe aucune preuve scientifique que l'apport de calcium médicamenteux améliorerait l'ostéoporose ni que la consommation de laitages freinerait cette affection. Inversement, nous retrouvons très souvent un excès d'apport de produits laitiers animaux chez les sujets atteints de calculs dans la vésicule biliaire, les reins ou les glandes salivaires.

Tout médecin a pu constater que les sujets dont la colonne vertébrale est transparente à la radio (ostéoporose) présentent, en revanche, une calcification importante des parois artérielles, notamment de l'aorte. Ce sont souvent les mêmes patients qui souffrent de calcifications tendineuses (périarthrite de l'épaule, par exemple).

Le Dr Le Berre, homéopathe breton qui a publié *Le lait cette vacherie* et *Soyons moins lait*[19], rapporte que certains chercheurs allemands ont démontré que ce sont les protéines du lait et non les graisses qui favorisent les maladies cardiovasculaires en élevant l'homocystéine[20] plasmatique.

---

19 Voir bibliographie.

20 Substance qui favorise la formation des plaques d'athérome et ce, indépendamment des taux de cholestérol sanguin.

En se calcifiant, cet athérome aboutira à l'infarctus, à l'hypertension ou aux accidents vasculaires cérébraux.

Toutes ces pathologies sont aggravées par la prise d'hormones substitutives chimiques non reconnues par l'organisme. La progestérone et la testostérone naturelles devraient constituer la thérapeutique de choix et servir d'outil de prévention pour tous.

La consommation de laitages plusieurs fois par jour est un phénomène très récent dans les sociétés occidentales. Depuis 300 000 ans que l'être humain existe dans sa version *homo sapiens*, jamais il n'aura consommé autant de produits laitiers.

- Les yaourts sont apparus en France vers 1955.
- Les vaches laitières en troupeaux n'existent, en Bretagne et en Normandie, que depuis environ 130 années. Il y a 2000 ans, les Romains consommaient occasionnellement du lait d'ânesse. En 2000 ans, l'être humain n'a pas subi assez de pressions de l'environnement pour faire apparaître des enzymes capables de métaboliser les protéines du lait de vache.
- Dans les pays du Nord de l'Afrique, les habitants consomment, occasionnellement, du lait de chamelle ou de chèvre.
- Le Japon et la Crète sont les deux pays au monde où l'on vit le plus vieux et ou la mortalité cardiovasculaire est la plus faible. Or, en Crète, on ne consomme que du lait de brebis depuis 5000 ans et au Japon, on ne mange aucun produit laitier depuis 7000 ans. Dans ce dernier pays, les femmes ne connaissaient ni le cancer du sein ni l'ostéoporose ni les bouffées de chaleur après la ménopause (il semble cependant qu'avec l'évolution de l'alimentation – "à l'occidentale" – cela ne soit plus le cas aujourd'hui).

• Le maximum de fractures du col du fémur, chez les femmes, se rencontrent dans les sept pays les plus gros consommateurs de produits laitiers. Parmi eux, citons, en premier, les États-Unis, puis la Suède, les Pays-Bas et la Finlande (selon Raphaël Nogier[21], ces fractures sont 20 fois moins nombreuses en Afrique [dans le Sud Bantou], où la consommation de laitages est presque inexistante, qu'aux États-Unis).

Il semble bien que le conseil de manger des produits laitiers soit directement lié à un matraquage publicitaire plutôt qu'à des impératifs de santé publique.

Le lait serait, soi-disant, un produit naturel. Lorsqu'on connaît l'alimentation frelatée des vaches laitières (farines animales, entre autres), la question est très vite élucidée. On sait également que les vaches ont été sélectionnées pour être des grosses productrices de lait et qu'aujourd'hui, elles ne se reproduisent plus que par insémination artificielle.

Dans les années 1950, une vache produisait environ 15 à 20 litres de lait quotidiennement. Depuis quelques années, certaines races arrivent à en produire jusqu'à 120 litres par jour : de véritables monstres de mamelles ambulantes ! Et l'on nous prépare des brebis Dolly, génétiquement modifiées, pour produire du lait de vache !

Il est conseillé de compenser l'absence de laitages animaux par l'apport raisonnable de noix, de noisettes, de soja, de sésame qui fournissent en outre des phyto-œstrogènes ; des amandes, des légumineuses (lentilles, petits pois, pois chiches, haricots en grain), de l'eau (Hepar, dont une bouteille contient assez de calcium pour une journée).

Par ailleurs, il existe de nombreuses préparations au lait de soja, que ce soient des yaourts agréablement parfumés,

---

21 Fils du Dr Paul Nogier, l'inventeur de l'auriculothérapie et l'auteur de *Ce lait qui menace les femmes.*

des entremets, ainsi que divers laits végétaux (noisettes, amandes, riz, avoine et châtaignes). On peut dire qu'il y en a pour tous les goûts. La variété est, ici encore, la garantie d'une meilleure santé. Par exemple, 100 g de sardines contiennent 300 mg de calcium, donc le tiers de la ration journalière en calcium (voir aussi tableau p. 163).

En pratique, il ne faudrait pas dépasser un laitage tout les 4 jours.

Le pire des laitages est le yaourt, surtout s'il s'agit d'un yaourt maigre, car il ne contient que des protéines, de l'eau et, de plus, il est acide. Le moins pire, c'est le fromage. Vous préférerez un laitage de chèvre ou de brebis ? La France en est particulièrement riche !

Le Dr Peter D'Adamo[22] affirme, à juste titre semble-t-il, que les personnes des groupes sanguins O et A (les plus fréquents chez nous) n'ont pas de système enzymatique capable de métaboliser les protéines de lait animal.

Les nutriments absorbés par la muqueuse de l'intestin grêle sont récupérés par les veines dites efférentes qui les transportent au foie. Les protéines de lait irritent la paroi de l'intestin grêle et écartent les cellules intestinales, laissant un plus grand passage aux grosses molécules qui envahissent alors l'organisme et l'agressent, car elles ne devraient pas être présentes dans le sang. Le passage ainsi créé laisse pénétrer, par les veines, des morceaux de protéines appelés *peptides*, mal ou non digérées, ainsi que des débris de bactéries de la flore intestinale.

En réaction, les cellules de l'immunité fabriquent des anticorps contre ces peptides et débris bactériens. Or, ces anticorps reconnaissent aussi des structures propres à l'individu et se retournent contre elles, créant ainsi une affection auto-immune !

---

22 Médecin américain, auteur de *4 groupes sanguins, 4 régimes,* Éditions Michel Lafon, 2003. Site internet : www.dadamo.com.

Les protéines de lait font sécréter par les cellules intestinales du TNF alpha[23], des PGE 2[24], du PAF[25] et activent les Natural Killer[26].

Le TNF alpha est une cytokine inflammatoire, médiateur cellulaire de l'immunité, qui stimule la dégranulation des mastocytes[27] et entraîne ainsi la libération d'histamine[28]. On sait que le PAF est augmenté dans certaines allergies, dont l'asthme.

---

23 Tumor Necrosis Factor alpha.

24 Prostaglandine *"de guerre"*, comme le disait le Dr Kousmine.

25 Une substance chimique favorisant la multiplication des plaquettes sanguines qui permettent la coagulation du sang.

26 Les Natural Killer sont des cellules de l'immunité permettant de détruire les cellules virales ou infectées par des virus.

27 Cellules du sang impliquées dans les phénomènes allergiques.

28 Substance chimique sanguine médiateur principal des allergies.

Protocole pour l'intolérance aux produits laitiers

(selon le Dr Laurent Hervieux)

- **Pathologies simples**
  Limitez la consommation à un produit laitier animal par jour, 5 jours maximum par semaine, de préférence le matin ou le midi. L'idéal étant un produit laitier tous les 3 jours.
  – Le pire étant le yaourt, le fromage blanc, le petit-suisse et le lait, même à 0 % de matières grasses ou allégés.
  – Le moins pire étant le fromage.
  Préférez toujours le fromage de chèvre.

- **Pathologies lourdes** (maladies auto-immunes, maladies incurables, maladies tumorales)
  Supprimez, pendant au moins un an, la totalité des produits laitiers animaux.
  Ne craquez que pour le fromage de chèvre et ceci, de façon exceptionnelle.
  Si l'amélioration est très nette après une année, faites un test de provocation en consommant au moins 3 yaourts par jour. Vous constaterez alors une crise d'aggravation, dans les 12 à 72 heures, de vos anciens symptômes ou l'apparition de douleurs, de diarrhée, de migraines, etc.

Ces conseils d'éviction des produits laitiers sont accompagnés de la prise de doses homéopathiques de *Lac Vaccinum* 30 CH :
- Dans les **pathologies lourdes** : 1 dose par semaine pendant 3 mois, puis 1 dose par mois pendant au moins 3 à 6 mois.
- Dans les **pathologies plus légères :** 1 dose par mois pendant 6 mois.

Certains patients ont tendance par la suite à abuser des produits laitiers de chèvre ou de brebis et peuvent alors devenir intolérants à ceux-ci. Dans ces cas, la prescription s'orientera vers des doses de *Lac Ovinum* (brebis) ou *Lac Caprinum* (chèvre), selon le même protocole.

Sachez que les protéines de lait ont une action *"œstrogène like"* (mimant les effets des œstrogènes) et favorisent les maladies des seins, de l'utérus, de l'ovaire et de la prostate. Il faut donc les supprimer définitivement dans ces affections.

Sur le plan psychologique : être très attiré par la consommation des produits laitiers signifie être encore dépendant de sa mère, vouloir "téter sa mère" de façon symbolique. Dans *Lac Vaccinum*, il y a *Lac* qui est aussi un *lacet*, un lien qui tient enlacé ces deux personnes, l'être avec sa mère. Le cordon ombilical, même adulte, n'est pas encore coupé. Pour gagner son indépendance, devenir un **individu** à part entière et acquérir son identité, il faut quitter le sein de sa mère, au sens propre comme au sens figuré. *Quel que soit l'âge, il faut en prendre conscience et couper le cordon ombilical.*

Sur le plan symbolique : tout ce qui touche à la vache (vacca, bile de bœuf et BCG, vaccin et vaccin antivariolique, farines animales et vache folle) devra faire penser à la prescription de *Lac Vaccinum.*
Tout être humain est concerné. Nous avons tous subi la vaccination antivariolique et/ou le BCG (contre la tuberculose), ou nous sommes sans doute descendants de parents vaccinés avec ces substances. Les Français l'ont été plus que toute autre population. Le Dr Elmiger, médecin homéopathe suisse bien connu, dit : *« Si les Français raisonnent parfois comme des bœufs, c'est à cause de ces vaccins, surtout le BCG ! »*

En prévention : la femme enceinte évitera de consommer trop de produits laitiers animaux (vache et brebis) pour ne pas sensibiliser l'enfant par l'excès de protéines de lait.
Dans l'inconscient de la future mère, la grossesse réveille toutes les problématiques qu'elle a pu avoir avec sa propre mère ou que sa mère a peut-être ressenties et qui lui ont été transmises, ce qui peut entraîner des dysfonctionnements alimentaires. Ce sont des façons de somatiser et de résoudre des conflits personnels inconscients et parfois transgénérationnels.

Anne Ancelin-Schutzenberger[29], psychanalyste, Paola del Castillo[30], psycho-généalogiste et bien d'autres ont apporté, depuis quelques années, les preuves cliniques et thérapeutiques de ces phénomènes. Elles ont ouvert une grande porte à la compréhension de ces pathologies et contribué à leur résolution.

Être allergique au lait de vache nécessite quelques autres explications.

En décodage biologique selon Claude Sabbah[31], médecin cancérologue, la signification profonde pour l'eczéma surtout, mais aussi l'urticaire, l'asthme et le psoriasis, est un ressenti mal vécu par l'enfant au moment du sevrage : dans le corps et la tête du nourrisson, le sevrage s'est mal déroulé et l'enfant s'est senti séparé de sa mère au moment de l'introduction du lait de vache.

C'est donc un *"conflit de séparation d'avec la mère"* dans un contexte de ne plus recevoir le lait maternel et de le substituer par du lait maternisé. Le lait de vache est alors concomitant à la séparation.

Résoudre ce conflit de séparation, de rupture de contact cutané, peut entraîner la disparition de l'allergie.

Lors d'une conférence que le Dr Hervieux donnait dans le cadre de son groupe de recherche en immunothérapie, en 1993, il a posé à son ami, le Dr Lablanchy, médecin psychiatre, la question suivante : *« Sur le plan de la psychiatrie, la surconsommation de lait et de yaourts vous évoque-t-elle quelque chose ? »* Il lui répondit : *« Tout de suite, il me vient à l'esprit le sein de la mère, puis un lien trop fusionnel à la mère. »*

---

29 Auteur de *Aïe, aïe, mes aïeux,* Éd. Desclée de Brouwer, 1999.

30 Auteur de *Psychogénéalogie pratique*.

31 Fondateur de "biologie totale des règnes végétaux, animaux et humain".

Vous comprenez qu'il y a là une dépendance et une difficulté à couper le cordon ombilical. Les Français sont déjà des assistés. Avec les laitages, ils sont devenus dépendants. C'est le début de la pensée unique !

L'immunité mise à mal par les laitages

(selon le Dr Bruno Donatini)

Les laitages contiennent beaucoup de produits différents : des graisses néfastes qui peuvent aboutir à l'obésité, au diabète, à l'hypertension, au cholestérol ; du lactose très mal toléré par le tube digestif qui perd sa capacité de le dégrader avec le temps (plus de 70 % d'individus seraient intolérants après 50 ans) ; et les protéines qui sont des molécules à l'origine des réactions allergiques, c'est-à-dire de la synthèse des anticorps et de l'orientation de la défense de l'organisme contre des virus, des cancers, des allergènes. Selon que vous stimulez l'organisme, vous allez avoir des défenses qui vont s'orienter soit contre l'infection et le cancer, c'est l'immunité de type 1, soit vers des allergènes présents en très petites quantités débouchant vers ce qu'on appelle l'allergie, et cela, c'est l'immunité de type 2. On est en train de décrire une troisième immunité, l'auto-immunité, c'est-à-dire qu'on se détruit soi-même avec des maladies comme la polyarthrite, l'asthme, le diabète, la sclérose en plaques.

Il y a donc une perturbation de l'immunité où les cellules blanches de l'individu vont détruire certains organes.

Vous avez donc 3 facettes et ce qui va moduler cela, se sont essentiellement les produits digestifs et la stimulation des globules blancs via la flore intestinale.

C'est relativement précoce dans le temps et cela devient prégnant avec l'âge. D'où l'importance de manger correctement pour avoir une bonne flore intestinale et une bonne immunité.

Or le lait contient de très nombreuses protéines qui vont être segmentées par la digestion, passer dans le sang à travers la paroi intestinale qui peut être plus ou moins poreuse – et le lait augmente la porosité digestive, le lactose aussi. Vous allez donc retrouver des fragments de protéines dans la circulation sanguine qui vont aboutir à la synthèse d'anticorps et de réactions allergiques. Ces fragments vont également stimuler les globules blancs présents dans la muqueuse digestive et favoriser une immunité de type 2 (TH2), donc affaiblir le type 1 (TH1) et favoriser l'allergie.

L'affaiblissement de type 1 (TH1), c'est l'infection, le terrain propice au développement de cancers et donc de l'allergie. Des études épidémiologiques commencent à aboutir à des résultats inquiétants : l'augmentation du cancer de la prostate et du sein chez les consommateurs de laitages, le développement de maladies neurologiques et psychiatriques (maladie de Parkinson, autisme, schizophrénie, dépression, hyperactivité) seraient également concernées par la consommation de laitages et de gluten associés…

Pathogénèse du gluten

(selon le Dr Laurent Hervieux)

L'épeautre, ancêtre du blé, existait encore à l'époque des Romains et comptait dans ses cellules 7 paires de chromosomes : c'était le ***grand épeautre***.

Le ***petit épeautre*** est apparu au Moyen Âge : malheureusement, il compte 21 paires de chromosomes, comme le blé actuel. Rien qu'en France, ce dernier compte plus de 35 variétés dont personne ne connaît le nombre de chromosomes.

Or, l'être humain ne s'est adapté à digérer les protéines de blé qu'à partir du groupe sanguin A[32], ce qui ne signifie pas que les autres groupes le tolèrent, car ils ne savent le digérer que si le nombre de chromosomes est de 7 paires. Le système enzymatique humain n'a pas eu assez de pression de l'environnement pour digérer le blé au-delà de 7 paires.

L'intolérance au gluten est favorisée par l'absorption quotidienne de blé, d'orge, d'avoine, de seigle contenus dans le pain, les pâtes alimentaires, les quiches, les pizzas, les crêpes, les biscuits, les viennoiseries, les biscottes, etc., ainsi que de produits laitiers animaux.

Mais le gluten peut également générer *une infection intestinale latente* : staphylocoques, colibacilles, candida albicans, geotricum candidum, streptocoques BEG. De plus, les affections et/ou traitements suivants favorisent l'apparition d'une intolérance au gluten :

- Les *perturbations immunitaires :* tous les traitements immunosuppresseurs (antibiotiques, corticoïdes buccaux) ; les traitements hormonaux (pilule, traitement hormonal substitutif post-ménopausique).
- Le sida, les hépatites chroniques B ou C, les vaccins contre la poliomyélite, contre la rougeole effectués tôt dans l'enfance, les vaccins associés ROR, le vaccin

32 Celui des premiers immigrants, obligés par nécessité à s'adapter à un mode de vie et une alimentation plus agricole et à assouplir leur personnalité pour apprendre à vivre en communauté (selon l'ouvrage *4 groupes sanguins, 4 régimes* du Dr D'Adamo, éd. citée).

contre la coqueluche, ainsi que la rougeole contractée tôt dans l'enfance.

- Les prédispositions génétiques HLA : HLA DR 3, DR7, DQ 2 (ce dernier dans 95 % des cas) ou DQ 8 (plus rarement). D'après les travaux du Dr D'Adamo, médecin américain, le groupe sanguin O semblerait prédisposé à l'intolérance au gluten.
- Les maladies auto-immunes préexistantes : le diabète, la thyroïdite, la cirrhose biliaire primitive, le psoriasis, le vitiligo et, bien sûr, la maladie cœliaque chez un ascendant favorisent l'intolérance au gluten.

Les femmes semblent plus souvent touchées par cette intolérance que les hommes.

Symptômes chez l'enfant

Symptômes généraux
anémie ferriprive ou macrocytaire par déficit de vitamine B6

Psychisme et système nerveux
autisme
irritabilité
anorexie
hypotonie
lipothymie
malaises
dyslexie
troubles de l'acquisition du langage
troubles de l'apprentissage de la propreté
hyperactivité
troubles de la socialisation
auto-mutilation
stéréotypie gestuelle

mauvais sommeil

Appareil digestif
cassure de la courbe de poids
vomissements
diarrhée précoce et chronique
selles grasses
selles non moulées
distension abdominale
grande soif

Peau
urticaire
dermatite herpétique

Symptômes chez l'adulte

Symptômes généraux
(apparition entre 40 et 55 ans dans 1 cas sur 4 après 60 ans)
asthénie
syndrome de fatigue chronique
faiblesse musculaire
fibromyalgie
obésité
maigreur
cécité nocturne
anémie ferriprive ou macrocytaire par déficit de vitamine B6

Psychisme et système nerveux
psychose maniaco-dépressive
schizophrénie
autisme
léthargie
ataxie (radiculo-cordonale postérieure)
paresthésies par carence

épilepsie
migraine

Appareil digestif (moins de 20 % des cas)
ballonnements constants
diarrhée inconstante
douleurs abdominales diffuses
hépatopathies
aphtes buccaux récidivants
ulcérations du grêle, rares gastrites
maladie de Crohn
rectocolite ulcéro-hémorragique

Peau
vésicules cutanées
dermatite herpétiforme
prurit
urticaire
psoriasis
alopécie

Gynécologie
aménorrhée
stérilité
fausses couches à répétition
hypotrophie fœtale

Endocrinologie
pseudo-hypo-parathyroïdie
hypothyroïdie
adénome thyroïdien
adénome hypophysaire

Système locomoteur
douleurs articulaires
arthrites
sacro-iléite

douleurs des tendons d'Achille
déminéralisation osseuse
fractures

Complications malignes (1 cas sur 10)
cancer de l'oropharynx
cancer de l'œsophage
cancer de l'intestin grêle
lymphomes non hodgkiniens

Modalités
amélioration par les rognons, le foie, l'huile de foie de morue
amélioration par tabac (rectocolite hémorragique)
aggravation par le tabac (Crohn)

Biologie
- Anticorps sériques positifs
  anti-endomysium, de type IgA
  anti-gliadine de type IgG
  anti-transglutaminase

- Déficit
  en vitamine B6
  en fer
  en vitamine B12
  en vitamine A
  en coenzyme A
  en calcium
  en protides
  en IgA

- Élévation
  des transaminases
  de l'homocystéine sérique

Protocole de traitement de l'intolérance au gluten

(selon le Dr Laurent Hervieux)

Dans un premier temps, vous devrez être rigoureux sur l'éviction totale du blé, du seigle, de l'avoine et de l'orge, mais aussi du kamut et de l'épeautre.
Le pain, les biscuits, les quiches, les pizzas, les crêpes, mais aussi les pâtes alimentaires sont donc à exclure de votre alimentation. C'est beaucoup plus facile à suivre que vous ne croyez, tout étant une question de motivation. Vous devrez simplement apprendre à manger autrement.

Sont autorisés : le riz, le quinoa, le millet, le manioc, l'amarante et le sarrasin. Le maïs est permis, mais certaines personnes y sont sensibles. À vous d'observer si vous ressentez des signes lorsque vous en mangez.

Au début de ce changement alimentaire, vous ne garderez que le pain du petit-déjeuner s'il ne provoque aucun trouble digestif. Par contre, si vous ne ressentez aucune amélioration, il faudra le supprimer à son tour.
Dans les pathologies lourdes, la seule solution fiable sur le plan thérapeutique est l'éviction totale des céréales contenant du gluten. La réintroduction se fera plus tard avec l'épeautre – toujours beaucoup mieux toléré que le blé – et de façon minime, une fois tous les trois jours, pour ne pas déclencher de réactions auto-immunes.

Sur le plan psychologique, le Dr Sabbah nous révèle que : *« Les problèmes psychoaffectifs et relationnels tournent autour d'événements ressentis comme une crasse qui a été faite au sujet, avec un conflit conjoint de répugnance et de résistance. »*
Ce n'est pas l'événement qui est important, mais la représentation psychique de l'événement, son vécu intense dans l'isolement et sans pouvoir communiquer à ce propos.

Ces conflits sont très proches de ceux du diabète et des problèmes de côlon. Ils doivent être amenés à la conscience. Le patient doit résoudre son conflit ou apprendre à le dépasser en relativisant ce qui s'est réellement passé. Pour cela, diverses techniques existent : PNL (programmation neurolinguistique), EMDR (mouvements oculaires), kinésiologie, psychothérapie, décodage biologique.

Ces conseils alimentaires sont accompagnés de la **prescription de glùten en dilutions homéopathiques** :

- Gluten 9 CH : 1 dose par semaine pendant 3 mois, puis
- Gluten 15 CH : 1 dose par semaine pendant 3 mois, puis
- Gluten 30 CH : 1 dose par semaine pendant 3 mois (chez certains, la prescription d'une dose par semaine pendant 6 mois est aussi efficace).

Le fonctionnement de l'immunité

(selon le Dr Bruno Donatini)

Le Dr Bruno Donatini a bien voulu nous révéler son approche ainsi que ses dernières découvertes sur le fonctionnement de l'immunité. On comprend enfin le rôle primordial que tient l'alimentation dans notre système immunitaire et pourquoi les produits laitiers l'affectent définitivement. La lecture pourra sembler ardue aux néophytes, mais la démonstration scientifique ne peut se faire sans un minimum de "jargon" médical...

Le tube digestif est le premier organe lymphoïde du corps humain, qualitativement et quantitativement. Qualitativement, parce qu'il héberge des globules blancs "très spéciaux" chargés d'enseigner "la tolérance".

Quantitativement, grâce à la surface qu'il représente : 600 m^2 contre 200 m^2 de muqueuse respiratoire et 2 m^2 de peau.

Les globules blancs digestifs affrontent une diversité d'antigènes présents en quantité énorme. Stimulés massivement en permanence, ils modulent la réponse immunitaire tout entière. Ainsi, l'alimentation module toute notre immunité.

Si l'on adjoint au tube digestif lui-même les glandes sécrétrices qui s'y déversent directement comme les glandes salivaires, le foie ou le pancréas, l'appareil digestif tient sous sa coupe :

- l'immunité ;
- la sécrétion du *Neuronal Growth Facteur,* facteur de réparation des neurones et de fonction des organes. Les glandes salivaires sous-maxillaires sécrètent la moitié du NGF du corps humain ;
- la digestion enzymatique des lipides, des protéines et des glucides ;
- la synthèse d'insuline ;
- la synthèse des protéines de l'inflammation et de la coagulation ;
- la détoxification de tous les composants liposolubles, dont la plupart des médicaments ;
- l'élimination du cholestérol.

Le bon fonctionnement de l'intestin et de ces organes, irrigués et perfusés par artères et nerfs communs – plexus cœliaque (nerfs phréniques, pneumogastriques et splanchniques), tronc cœliaque, tronc porte et artère mésentérique supérieure – dépend de notre alimentation, de l'inflammation du tube digestif et de notre état neuro-psychique.

L'alimentation :

- stimule ou inhibe notre immunité ; nous protège, nous rend allergiques ou nous prédispose aux maladies auto-immunes ;
- maintient ou altère la tolérance digestive et la perméabilité sélective de la muqueuse intestinale ;
- entretien la motricité digestive, si l'équilibre psychique le permet.

En consommant les aliments qui nous conviennent et en maintenant une bonne fonction des organes digestifs grâce à une bonne perfusion, une bonne innervation et un psychisme fort, on peut éviter la plupart des pathologies.

Le système immunitaire

Très schématiquement, les lymphocytes B produisent des anticorps. Les lymphocytes T produisent des médiateurs ou bien tuent des cellules tumorales ou infectées, les monocytes macrophages digèrent les cellules "malades" comme les globules blancs dits neutrophiles.

Parmi les lymphocytes T, il en existe des facilitateurs (avec un marqueur de surface appelé CD4), des tueurs grâce aux anticorps (avec le marqueur CD8) et des "Natural Killer" (sans marqueur de surface) qui détruisent directement les cellules anormales.

L'organisme se défend contre une agression par une réaction inflammatoire, en produisant des anticorps (par des lymphocytes B) qui reconnaissent des antigènes précis ou en produisant des lymphocytes T tueurs qui ciblent les cellules infectées ou tumorales.

La voie des anticorps passe par des lymphocytes T facilitateurs (CD4) de type TH2. La voie des lymphocytes tueurs (CD8 ou "Natural Killer") passe par des lymphocytes facilitateurs de type TH1.

❍ Le système TH1, système de réponse cellulaire

Les lymphocytes CD4 de type TH1 sécrètent de l'interleukine 2 et de l'interféron gamma.

L'interleukine 2 stimule des lymphocytes tueurs (CD8) et les "Natural Killer" (NK) qui détruisent les cellules infectées par des virus ou des bactéries intracellulaires ou bien les cellules cancéreuses : on parle de cytotoxicité cellulaire.

L'interféron gamma stimule les monocytes et les macrophages qui produisent de l'IL1, de l'IL6 et du TNF. Ces facteurs provoquent des réactions inflammatoires importantes avec afflux de globules blancs et réactions non spécifiques détersives et violentes.

Ce système de protection est essentiel contre les virus, les bactéries intracellulaires ou les cancers. Ses inconvénients se limitent à une inflammation et à une oxydation excessive.

En résumé, le TH1, c'est la police antivirale et antitumorale de l'organisme. C'est le GIGN de notre corps !

❍ Le système TH2, système de réponse humorale

Les clones TH2 sécrètent des interleukines 4, 5, 10 et 13 qui stimulent les lymphocytes B producteurs d'anticorps. Ces anticorps vont soit se fixer sur les antigènes et favoriser leur destruction ou celle des cellules qui les portent, soit déclencher des allergies.

Ce système de défense est essentiel contre les toxines, les bactéries et les parasites.

L'allergie stigmatise l'excès de TH2. Ainsi, un organisme qui n'est pas suffisamment au contact d'infections ou bien qui est très stimulé par des antigènes vaccinaux va devenir TH2 et donc sujet aux allergies.

Cela explique que les enfants de milieux ruraux ou africains souffrent moins d'allergie que les jeunes citadins.

L'interféron gamma sécrété par les clones TH1 empêche le développement des clones TH2.

En résumé, le TH2, c'est le gant qui recouvre parfaitement la main du travailleur (qui est l'antigène), qui doit néanmoins avoir une activité permanente. Soit il agit quand il a du travail, soit il vous agresse si vous ne lui en donnez pas !

❍ Le système TH3, aberrant pourvoyeur d'auto-immunité

En cas de déficit TH1 et TH2 (carence en IL4), les clones CD4 se différentient en cellules CD17. On parle d'immunité de type TH3. Ces cellules produisent de l'IL23 qui inhibe les lymphocytes tueurs TH1 et favorise l'inflammation. Ces lymphocytes ne répondent plus aux messages des autres clones TH1 ou TH2.

Les cellules TH3 agressent les cellules du soi et induisent l'autodestruction des organes : c'est l'auto-immunité avec le développement du diabète, de la polyarthrite, du lupus érythémateux. On pense de plus en plus que des maladies telles que l'athérome ou l'arthrose sont également des maladies auto-immunes.

En résumé, le TH3, c'est l'anarchiste destructeur dans un état sans police (TH1). Il faut augmenter la police (TH1) pour que l'ordre revienne !

❍ Le système immunitaire digestif

Les lymphocytes retrouvés dans les épithélia de surface se distinguent en lymphocytes intra-épithéliaux qui expriment un récepteur particulier dit gamma-delta, au lieu de alpha-bêta et en lymphocytes B CD5+. Ces cellules possèdent un répertoire limité et reconnaissent des cibles peu précises. Elles représenteraient un stade primitif de l'immunité, avant l'évolution vers un système de reconnaissance très précis et adaptatif.

Elles réagissent essentiellement à des antigènes bactériens polysaccharidiques, des fragments d'ADN, de cellules ou d'anticorps. Ces cellules régulatrices sécrètent de l'IL10 et du TGF bêta. Elles empêchent l'activation des LT classiques présents dans les plaques de Peyer – organes lymphoïdes ressemblant à des ganglions placés sous la muqueuse digestive.

Ce phénomène de tolérance explique qu'un souriceau possédant une flore intestinale riche durant les premiers mois de sa vie ne devienne pas allergique, alors qu'un souriceau avec une flore composée d'une seule souche de colibacilles le devient.

En cas de débordement de cette immunité primitive tolérante, à cause par exemple d'une infection bactérienne sévère, les lymphocytes alpha-bêta réagissent et génèrent une inflammation destructrice de la muqueuse. Le plus souvent, la muqueuse ne se reconstruit qu'imparfaitement. Le taux d'une enzyme digestive – la sérine protéase – augmente et le patient souffre de symptômes du côlon irritable.

La perméabilité digestive provient d'une inflammation intestinale avec passage de fragments d'aliments entre les cellules de l'épithélium intestinal. Des réactions anticorps vis-à-vis d'aliments surviennent et peuvent déclencher des réactions très variées.

Heureusement, ces intolérances varient dans le temps ! La stimulation des cellules T gamma-delta permet de réactiver une tolérance. De plus, tous les anticorps détectés, quel que soit leur taux, n'induisent pas de symptômes.

❍ Les intéractions entre les systèmes

Si la voie TH1 (antitumorale et antivirale) s'amoindrit, la voie TH2 s'installe avec des allergies et intolérances. Si la voie TH2 défaillit à son tour, l'immunité TH3 (auto-immunité) prend définitivement le relais. Maintenir le TH1 élevé revient à détruire toute cellule qui dévie un tant soit peu du normal. Cela élimine les tumeurs dès leur apparition.

Le tissu fonctionnel réagit contre l'hyperagressivité des lymphocytes T et donc évite l'auto-immunité alors que le tissu non fonctionnel (le cancer) est détruit. Un tissu fonctionnel se caractérise par une bonne innervation, d'où l'importance du NGF pour préserver l'immunité TH1.

De même une oxydation excessive diminue l'immunité, comme si l'organisme évitait d'accroître l'agression générale par un rajout d'inflammation et, donc, d'oxydation. Aussi ne retrouve-t-on d'immunité forte qu'en cas de statut antioxydatif fort.

Remarque importante : la lutte anticancéreuse devrait s'articuler sur :

- la destruction de la tumeur par des toxiques (la radiochimiothérapie) ou par la chirurgie ;
- la destruction des cellules anormales par le système immunitaire TH1 : ce sont les champignons tels que le Coriolus versicolor très utilisé au Japon ;
- l'inhibition des métalloprotéases qui permettent aux métastases de pénétrer la paroi des veinules et d'échapper à la vigilance des globules blancs. Le Coriolus versicolor inhibe les métalloprotéases (enzymes qui agressent le tissu conjonctif et le détruit) ;
- la lutte contre la vascularisation tumorale par les produits anti-EGF (*Epithélial Growth Factor*, qui favorise les nouveaux vaisseaux tumoraux, donc la croissance tumorale) : ce sont les anticorps anti-EGF utilisés pendant les chimiothérapies et certains champignons tels que l'Agaricus blazei ;
- l'apoptose, c'est-à-dire la fin de l'immortalisation cellulaire caractéristique du cancer et le retour à une mort naturelle. Le Phellinus linteus favorise l'apoptose de certaines cellules cancéreuses ;

- la dynamisation des fonctions d'organes affaiblis par la maladie et les traitements. Cette fonction permet au système TH1 d'être hyperactif sans nuire aux cellules fonctionnelles du soi. Ainsi, le système TH1 ne subit pas de contre-régulation par le soi et détruit les cellules tumorales résiduelles.

Toutes ces actions imposent une hyperstimulation TH1.

Les champignons régulent le TH1, l'antioxydation et les nouveaux vaisseaux. Cette triple action les propulse parmi les meilleurs compléments alimentaires anticancéreux.

❍ **Le *Neuronal Growth Facteur***

Le *Neuronal Growth Factor* (NGF) est sécrété par les neurones et certaines cellules de soutien de la moelle osseuse ainsi que par les glandes salivaires, surtout sous-maxillaires. Il s'agit d'un facteur de croissance des neurones et des tissus, en particulier glandulaires ou médullaires. Le NGF migre le long de l'axone des neurones jusqu'aux tissus à réparer ou à construire.

On observe une élévation du NGF en réponse à une atteinte du système nerveux central ou périphérique, comme dans le cas de la maladie d'Alzheimer ou des sciatiques. On constate une baisse du NGF dans la schizophrénie ou l'autisme. Dans ce dernier cas, la baisse du NGF s'explique par l'élévation des anticorps anti-NGF.

L'existence d'anti-NGF signe un terrain auto-immun. Par exemple, on détecte des taux d'anti-NGF – associé à un taux de NGF bas – dans les polyarthrites, les lupus, les thyroïdites et spondylarthrites.

L'excès de NGF signe un terrain prolifératif ou réparateur. Le NGF stimule les kératinocytes dans le psoriasis et explique les plaques cutanées surélevées. On observe une élévation du NGF dans la maladie de Crohn ou dans la sclérose en plaques, après les phases de destruction, lors de la réparation des tissus lésés.

Le taux de NGF particulièrement élevé dans les fibromyalgies s'explique par l'immunité neuro-induite provoquée par les hydrocarbures environnants (pollution hydro-aérique, cosmétiques, pesticides industriels, peintures, vernis, colles). Ces toxiques détruisent les petits nerfs périphériques sans myéline. Ces voies nerveuses, surtout de la douleur, se reconstruisent avec l'aide du NGF.

On observe également une élévation du NGF dans deux autres situations : les allergies et les parasitoses.

Dans l'allergie, l'élévation d'IL4 (inévitable dans le cas d'un terrain TH2) provoque la synthèse de NGF. Faute d'une réaction auto-immune, aucun anticorps anti-NGF ne module cet accroissement de NGF.

Dans les parasitoses, le NGF arme les éosinophiles (type de globules blancs) très efficaces contre les nématodes intestinaux (vers ronds). Ainsi, les parasitoses peuvent protéger contre les pathologies associées à un NGF bas comme la maladie de Crohn, la sclérose en plaques, la schizophrénie, l'autisme ou les maladies auto-immunes.

Le Trichiuris suis, un parasite du porc bénin chez l'homme, protègerait de la maladie de Crohn et probablement de la sclérose en plaques.

Le NGF explique de nombreux symptômes de la fibromyalgie :

- prise de poids,
- douleurs digestives,
- perméabilité digestive,
- peau épaissie avec peu de rides,
- faible pilosité, peu de sudation à l'effort,
- fébricule (état fébrile),
- tension artérielle basse par baisse de l'enzyme de conversion,

• insomnie et fatigue.

Le NGF préserve de nombreuses pathologies :
• de l'arthrose et de l'ostéoporose,
• de la dépression, de la démence, de la maladie de Parkinson,
• et du vieillissement cutané.

Le NGF n'augmente pas par lui-même le risque de cancer, mais toute prolifération-reconstruction tissulaire s'associe à un risque élevé de mutation. Ces anomalies de copie d'ADN explique la survenue d'un cancer dans ces tissus enflammés reconstruits.

L'expérience chez les rats : Des ratons privés de leur mère dès la naissance, mais nourris par du lait de souris souffrent de gonflements et de douleurs abdominales. La sensibilité intestinale, mesurée par la distension rectale du ballonnet, surpasse le seuil des souriceaux sans carence affective maternelle. On retrouve une hyperperméabilité digestive.

Leur taux de NGF est supérieur à celui des témoins du 14ᵉ jour à la 12ᵉ semaine. L'injection d'anti-NGF supprime tous les symptômes.

Conclusion : la carence affective précoce élève le NGF à l'origine de troubles digestifs.

Les anti-NGF présents durablement en cas de maladie auto-immune provoquent des troubles neurologiques et une faiblesse généralisée des organes. La tension artérielle est basse avec de grandes fluctuations positionnelles. Le sujet maigre subit une immunité TH1 trop forte pour ses organes. On retrouve une oxydation et une immunité TH1 modérée. Le biologiste ne trouvera aucune hyperperméabilité. S'il existe des anticorps dirigés contre des aliments, on ne devra leur prêter aucune signification pathologique.

❍ L'hyperperméabilité de la paroi intestinale

Elle provient soit d'une altération de la muqueuse (par un parasite, une inflammation auto-immune, une infection bactérienne ou virale sévère), soit d'une élévation du NGF.

Elle favorise le transfert d'antigènes alimentaires ou bactériens vers les globules blancs des plaques de Peyer. Des IgG apparaissent et peuvent provoquer des réactions en cascade avec des symptômes très divers, comme la migraine, une prise de poids, la cellulite, les vertiges, une baisse de la tension artérielle, des malaises, etc.

Ces anticorps interpellent le clinicien afin qu'il recherche la cause de la perméabilité. Attention : puisqu'ils ne sont que des conséquences, le clinicien ne sauraient attribuer à tous ces symptômes un rôle direct dans le syndrome d'intolérance alimentaire.

Il est d'ailleurs possible que les IgG dirigés contre les aliments jouent un rôle physiologique dans la régulation des réponses immunitaires et dans la tolérance.

Schématiquement, il n'existe pas d'intolérance alimentaire vraie sans baisse du TH1 et élévation du NGF. Il convient d'axer la thérapeutique sur ces voies.

Le gluten affiche son exception. L'intolérance au gluten ne survient pas après une hyperperméabilité. Il s'agit d'une pathologie polygénétique sur un terrain auto-immun. Le taux de NGF est bas, avec des anticorps anti-NGF élevés. La perméabilité digestive parfois constatée s'explique par l'inflammation et l'amincissement de la muqueuse intestinale.

❍ **Le schéma général** (cf. figure 1 ci-après)
Après de multiples tests sanguins réalisés chez mes patient(e)s contrôlant l'immunité NK et monocytaires (TH1), le pouvoir antioxydant et le taux de NGF, j'ai constaté que :

- l'immunité TH1 est élevée dans la fibromyalgie, la sclérose en plaques et la maladie de Crohn en poussée,
- l'immunité TH2 est haute dans les parasitoses et les allergies,
- l'immunité TH1 et TH2 est basse dans les maladies auto-immunes,
- le NGF est élevé en cas de psoriasis, allergie, parasitose et fibromyalgie, ainsi que dans les phases de reconstruction de certaines maladies comme la maladie de Crohn ou la sclérose en plaques,
- les pathologies avec NGF bas correspondent à la baisse de fonction des organes.

La plupart des pathologies peuvent être évitées par un TH1 fort et une fonction d'organe préservée (NGF normal).

Remarque 1 : Dans les pathologies avec destruction intermittente (maladie de Crohn ou sclérose en plaques), il existe une alternance destruction (TH1 fort et NGF bas) / construction (TH1 faible et NGF élevé). Voir la figure 2 (ci-après). La physiologie ne se contente pas de postulat statique.

Remarque 2 : La santé s'appuie sur une alimentation diversifiée et ancestrale. L'être humain vit en osmose avec son environnement depuis environ 6 millions d'années. Il a besoin de toute la diversité de la nature pour stimuler son immunité, son statut antioxydant et la fonction de ses organes.

Figure 1 : Schéma d'ensemble

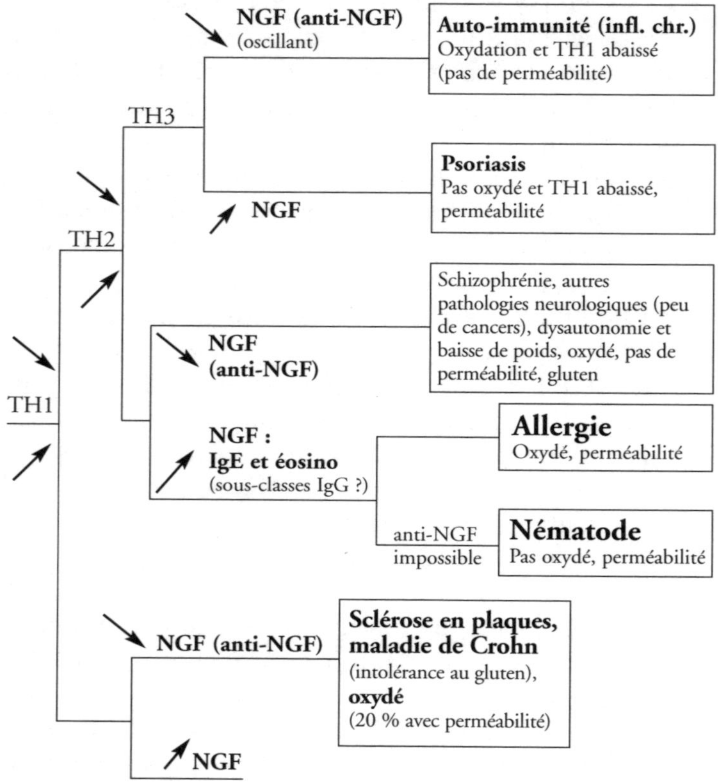

Figure 2 : Oscillation TH1 et NGF / anti-NGF

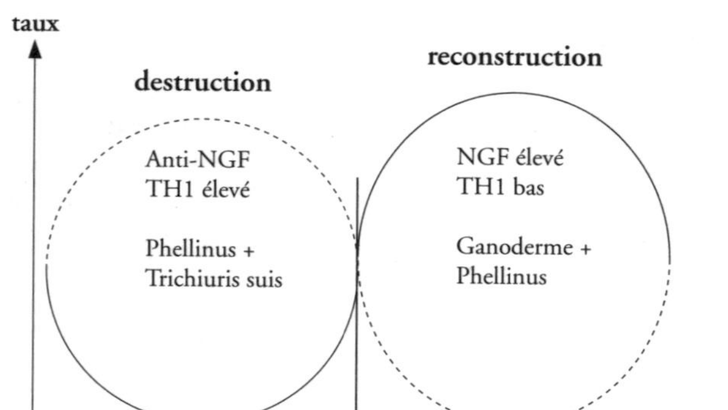

Or, l'alimentation actuelle est de moins en moins variée et "trop nouvelle". Si l'on considère qu'une plante n'est pas la même selon la saison et selon que l'on consomme ses feuilles, ses bourgeons ou ses racines, et qu'autrefois, on dégustait entre autres champignons ligneux, écorces, insectes, bourgeons et sève, la diversité des aliments dépassait 6000 variétés par an. Désormais, 40 à 60 composants nourrissent les Occidentaux moyens. Cet appauvrissement implique des carences de stimulation, donc de tolérance !

Actuellement, le champignon a presque disparu de nos régimes. Cette négligence mine notre immunité. **Le champignon ou le blanc de champignon (mycélium) est vital.**

❍ Quelques cas caractéristiques illustrant parfaitement l'algorithme de la figure 1

***Cas 1 :** Madame T. A., 35 ans, antécédents d'asthme et d'eczémas répétés et sévères traités avec des pommades cortisoniques.*

Suite à sa grossesse et à l'entrée en crèche de sa fille vécue comme une séparation, Madame T. A. déclenche une hyperthyroïdie auto-immune (thyroïdite de Basedow avec auto-anticorps TSH like). L'épisode aigu est contrôlé par Néomercazole®, propranolol et hormonothérapie.

Tests :
- immunité basse, terrain oxydé, NGF bas.

Le traitement de fond suivant est proposé :
- arrêt des laitages et de l'alcool : immunosuppresseurs puissants,
- stimulation TH1 forte par Coriolus versicolor et Agaricus blazei*,
- activité physique avec étirements pour reprise des fonctions d'organes,

---
* Voir adresses utiles

• travail personnel sur la séparation mère-enfant.

Résultat en 6 mois : arrêt du Néomercazol® et du propranolol. Hormonothérapie diminuée de moitié.

Ce cas illustre le passage d'une immunité TH2 à une immunité TH3 après une grossesse et un stress psychique.

***Cas 2 :** Madame A. A., 27 ans, souffre de fatigue chronique avec des douleurs abdominales et articulaires. Le bilan biologique est normal, hormis un taux élevé d'anticorps IgG antimononucléose infectieuse. Aucune fibromyalgie. Morosité ou début de dépression.*

Tests :

• TH1 normal, statut oxydé, perméabilité digestive, NGF bas

Recherche d'anticorps antigliadine positive : IgA > 1/28.

Traitement :

• arrêt des laitages et du gluten,
• stimulation TH1 : Ganoderma lucidum et Coriolus versicolor.

Évolution : nette amélioration en trois mois.

Ce cas illustre un statut TH1 faible avec fonction d'organe altérée et retentissement psychique. L'intolérance au gluten, souvent associée à une perméabilité digestive et un NGF bas, est caractéristique. Elle donne la clé du traitement : penser à stimuler le TH1.

Ici une recherche d'IgG dirigées contre des aliments serait dépense inutile, car un régime d'exclusion n'apporterait aucune solution causale.

Cas 3 : Madame A. C., 56 ans, ayant la maladie de Crohn depuis 25 ans. Résection colique (45 cm) il y a 3 ans. Végétarienne, laitages de chèvre exclusivement. Poussée tous les 2 ou 3 ans. Craint une nouvelle poussée dans les mois suivants. Pas d'intolérance au gluten.

Tests :
- TH1 élevé, statut oxydatif normal, NGF normal, perméabilité (lactulose) normale.

Traitement :
- Phellinus linteus (stabilisation TH1 et tolérance),
- Pleurotus ostreatus (empêche l'infiltration de la muqueuse intestinale par des polynucléaires, étape préliminaire à l'agression),
- sport et étirements.

Évolution : aucune nouvelle poussée depuis 3 ans.

Ce cas illustre un statut TH1 fort, non contrôlé par une fonction d'organe ou un statut antioxydant fort. Il convient d'éviter la baisse du NGF, d'où le sport et les étirements, et de stimuler la tolérance en empêchant l'infiltration de la muqueuse.

Cas 4 : Madame M.C. H., 60 ans, fibromyalgie, allergies multiples, intolérance au gluten, refuse toute idée de régime.

Tests :
- TH1 augmenté, statut antioxydatif augmenté, perméabilité (lactulose) augmentée, NGF augmenté.

Traitement :

- Phellinus linteus (stabilisation TH1 et tolérance). Explication du rôle de la toxicité des hydrocarbures (cosmétiques, vernis, colles, pesticides, produits chimiques professionnels).

Évolution : amélioration modeste.

Mais guérison après arrêt de son travail (imprimerie avec fortes odeurs), vente de sa maison (odeurs persistantes de colles et de vernis), modification de ses habitudes cosmétiques et séjour hors de la région où les vignes étaient traitées.

Ce cas illustre un statut TH1 fort, avec excès de NGF induit par une toxicité aux hydrocarbures provoquant une atteinte des petits nerfs et une reconstruction via un taux de NGF important à l'origine de la douleur.

Cas 5 : Madame F. G., 50 ans, syndrome de l'intestin irritable diarrhéique depuis une gastroentérite sévère (séjour en Égypte), candidose digestive et vaginale. Amibiase mineure. Préménopause. Pas de fibromyalgie. Prise de poids.

Tests :

- TH1 normal, oxydation normale, NGF augmenté, perméabilité augmentée.

Traitement :

- arrêt des laitages (fermentation + gaz),
- Coriolus versicolor et Capsicum (anti-NGF et baisse de poids),
- Pleurotus ostreatus (intérêt dans la préménopause et dans les colites avec infiltrats neutro-lymphocytaires),
- polypore soufré et origan (antisérine protéase),
- traitement de la parasitose.

Évolution : amélioration des symptômes digestifs et perte de poids (3 kg) en 4 mois.

Ce cas illustre un statut TH2 avec parasitose, candidose intestinale et excès local de NGF, dû au parasite. Le traitement de la cause améliore les symptômes, mais la muqueuse, comme la tolérance vis-à-vis de certains aliments, est définitivement altérée suite à la gastroentérite. Il faut prévenir la patiente de probables récidives.

Ici le NGF est élevé et le transit préservé, ce qui n'est pas le cas dans le cadre d'un côlon irritable avec constipation opiniâtre.

La recherche d'IgG spécifiques d'aliments pourrait améliorer la clinique mais alourdirait inutilement le coût du bilan, car la patiente connaît les aliments interdits et gère parfaitement ses repas.

En résumé, on retiendra que **la clé d'une bonne santé repose sur la stimulation permanente et maximale des TH1.** Il convient aussi de contrebalancer cette stimulation par un bon statut antioxydant et une bonne fonction des organes.

Le dosage du NGF contribue à éclairer la cause des troubles dans les cas difficiles. Selon mes travaux, il existe trois terrains oxydatifs et seulement trois :

- un terrain oxydatif amélioré par les légumes,
- un terrain oxydatif amélioré par les épices et le sélénium,
- un terrain oxydatif amélioré par la fécule de pomme de terre.

Enfin, on cherchera à conserver une bonne fonction des organes par :

- la voie de la tolérance, par les IEL et le Phellinus linteus,

- la voie ostéopathique par le travail des organes,
- la voie psychothérapeutique : pensée positive et surtout résilience – trouver des solutions et rebondir face à toutes situations vécues comme une ouverture à une amélioration personnelle.

Ces clés diagnostiques et thérapeutiques permettent de réaliser des prouesses et de "savourer" compréhension des maladies et satisfaction des résultats.

Maladies pouvant être améliorées grâce au régime sans gluten et sans caséine

La médecine a tendance à nous déresponsabiliser. Elle veut nous faire croire que "c'est la faute à pas de chance", que nous n'y sommes pour rien, que c'est comme ça... Pourtant, nous ne contractons pas tous les mêmes maladies ! C'est donc bien qu'elles sont reliées à notre histoire personnelle, que cela soit nos émotions ou notre hygiène de vie !

Dénoncer nos erreurs alimentaires et travailler à dépasser nos conflits psychologiques, voilà ce qui peut faire de nous des êtres responsables de leur vie et de leur santé.

En observant ce changement d'alimentation, vous serez étonné des résultats. Les succès obtenus sont souvent spectaculaires et l'amélioration rapide.

Voici une liste non exhaustive des principales pathologies où l'on peut parler d'amélioration, voire de rémission – qui ne demande qu'à être augmentée dans les années à venir. En cas d'échec, il faudra toujours se tourner du côté du stress, des conflits psycho-biologiques[33] et vérifier qu'il n'y a pas de déséquilibre hormonal :

acné, psoriasis, eczéma, asthme, urticaires, caries dentaires, anémie, arthrose, arthrite, polyarthrite rhumatoïde, tendinite, ostéoporose, fibromyalgie, fatigue chronique, colite, constipation, diarrhée, reflux gastro-œsophagien, spasmophilie, hypoglycémie, hypercholestérolémie, migraines, céphalées, dépression, surpoids, goutte, bronchite chronique, rhume des foins, rhinite chronique, sinusite, infections ORL, allergies aux acariens ou autres infections à répétition, lithiase biliaire, gastrite, nodules thyroïdiens, lupus érythémateux, sclérose en plaques, insomnie, autisme, schizophrénie, maladie de Crohn, prévention des cancers, maladie de Parkinson.

Pour éliminer les déchets dangereux de son organisme, il est indispensable de suivre ce régime sans gluten ni caséine pendant plus d'un an. Une irrigation colonique (selon la méthode Kousmine) est souvent insuffisante.

Si, malgré 6 mois de ce régime, il n'y avait pas d'amélioration, il faudra alors rechercher la toxicité éventuelle d'autres aliments et vérifier que l'hyperméabilité de la muqueuse de l'intestin grêle ne persiste pas. Si c'était le cas, il faudra se supplémenter en produits contenant de la glutamine[34]. On la trouve dans les préparations du laboratoire Biodynamics, de préférence *Ultra InflamX* et *Ultra clear Sustain*[35].

Enfin, pour maintenir une bonne flore intestinale, il est conseillé de faire des cures régulières de probiotiques et

33 Voir les travaux du Dr Hamer, repris par les Drs Athias, Sabbah, Soulier, Sellam, Richard Sünder et Christian Flèche.

34 Acide aminé consommé en grande quantité par les entérocytes (cellules recouvrant les villosités de l'intestin grêle qui permettent l'assimilation des éléments nutritifs).

35 Voir "Mes remèdes préférés".

prébiotiques (notamment Lactospectrum, L-Base, Lactibiane ou Lactophar, Probiotic Plus).

Et si vous êtes sujet à des gaz et à des douleurs dans le ventre malgré le régime, vérifiez que vous ne souffrez pas de candida albicans.

Et si c'était le candida albicans ?

Nous avons déjà largement développé l'importance d'une bonne hygiène intestinale pour la santé. Si vous consommez une grande quantité de graisses saturées (fritures, beurre, saindoux, huile de palme), vous allez déséquilibrer votre flore bactérienne et favoriser la flore de putréfaction. Cette dernière augmente le flux des sucs biliaires qui entraînera une alcalinisation et une remontée des germes pathogènes. L'ensemble de ces phénomènes favorise une colonisation par des levures de type candidose chronique.

On sait qu'à l'âge de 6 mois, 90 % des bébés portent des candidas, c'est le fameux muguet du nourrisson. Adultes, presque tous les humains abritent des candidas albicans sans en être affectés. C'est à partir de 7 jours de prise d'antibiotiques que l'on peut observer une asepsie du tube digestif dans son ensemble. Ainsi, les muqueuses intestinales sont mises à vif et l'absorption intestinale ne peut plus être normale. La nature ayant horreur du vide, le tube digestif peut alors être envahi par ces levures.

Normalement, le candida albicans vit en harmonie avec les autres germes de l'intestin. Cependant, si le système immunitaire est affaibli, il peut libérer ses toxines et entraîner une rupture des défenses de la muqueuse intestinale, absorber des protéines incomplètement digérées, préparant ainsi le lit aux allergies, aux problèmes de peau (acné, eczéma), à l'arthrite, à la thyroïdite et aux maladies auto-immunes. La flore normale est détruite par les antibiotiques (ou des aliments en contenant : viandes, volailles, œufs, produits laitiers), l'usage des corticoïdes, des contraceptifs et des anti-acides. D'autres parasites (amibes, gardia, entamœbia histolytica, blastocystis) peuvent coexister avec les candidas albicans et dégrader la flore intestinale. Les douleurs abdominales ou les problèmes de transit traduisent souvent la présence de ces parasites.

Les candidas albicans touchent tous les systèmes de l'organisme : nerveux, endocrinien et immunitaire.

Symptômes traduisant la présence du candida albicans

Désir de sucres, urticaires chroniques, fatigue, allergies, cyclothymie, baisse de la concentration, dépression, irritabilité, céphalées, sinusites chroniques, douleurs, gaz, infections vaginales, prurit anal ou conjonctival, règles douloureuses, dysménorrhée, obésité, prédiabète, intolérances alimentaires, intolérances aux produits chimiques (SIPC), baisse de la libido.

Facteurs favorisant les candidoses

Diabète, grossesse, pilule contraceptive, traitement par corticoïdes, antibiotiques[36]*, chimiothérapie, maladies longues et chroniques, suralimentation, aliments riches en sucres et en levures, choc psychoaffectif intense.*

36 Tétracycline et pénicilline.

Les candidas albicans sont assez difficiles à détecter. Les tests sanguins peuvent être normaux et les prélèvements de selles sont souvent négatifs. Le mieux est de s'appuyer sur les symptômes.

Quel est le traitement efficace ?

Il vaut mieux éviter les antifongiques car ils sont toxiques pour le foie.

Vous commencerez par réformer votre alimentation : consommez des légumes frais de saison, cuits à la vapeur douce, à tous les repas, ne mangez pas ou peu de fruits du fait de leur richesse en sucres, privilégiez les poissons, assaisonnez aux huiles vierges pressées à froid, de préférence riches en acides gras poly-insaturés (noix, colza, olive), mangez des fibres (riz complet, sarrasin, légumineuses) car elles fournissent à l'organisme de l'eau quand il en manque ou l'éliminent en cas d'excès. N'oublions pas que les selles contiennent plus de 86 % d'eau !

Aliments à éviter en cas de candidose

Sachez que les candidas se nourrissent de sucre (fruits, alcool), de levures et d'amidons.

- **Viandes :** canard, mouton, poule, chevreuil, gibier, veau, bœuf, porc ; toutes les viandes grasses.
- **Produits de la mer :** anchois, harengs, sardines en boîte, crevettes, moules, thon en boîte, homard, carpes.
- **Fruits :** tous les fruits en général, sauf le citron (ne consommez qu'un fruit maximum par jour).
- **Levures :** levure boulangère, levure de bière, levure chimique.

- **Divers aliments :** menthe, vanille, noix de cajou, thé noir, cannelle, cacahuète, miel, café, tabac, alcool, aspergillus niger (moisissure se trouvant sur les aliments séchés, indétectable à l'œil nu), malt, canderel, aspartame, glutamate E 621 à 625.

Enfin, évitez les graisses saturées (beurre, saindoux) et cuites, les produits fermentés, le gluten et les laitages de vache et de brebis pour les plus sensibles. Seuls les produits de chèvre peuvent être permis au bout d'un mois, si les tests ne révèlent pas d'intolérance *(Select 181, ImuPro 300).*

Il est conseillé de commencer par une phase de détoxination d'un mois :

- Vous renforcerez votre terrain par un apport de vitamines, de minéraux et d'acides gras essentiels.
- En cas de colite gauche, vous drainerez votre organisme avec *Ergydraine* (Nutergia) : 1 dose dans un litre d'eau, à boire tout au long de la journée.
- En cas de colite droite : 1 dose d'*Ergydigest* (Nutergia) dans un demi-verre d'eau, en dehors des repas.
- Vous pratiquerez une hygiène intestinale par la prise de probiotiques *Ergyphilus* (Nutergia) : 1 gélule avant chaque repas ou de *Probiotic Plus* (Bionutrics) : 1 gélule à chaque repas.
- Vous prendrez ensuite, hors des repas, des remèdes à base d'un concentré de feuilles d'olivier, marjolaine, thym, romarin, pépins de pamplemousse, ail et acide caprylique : *Mycokyl* (Nutergia).
- Vous ajouterez 1 gélule de *Volcorail* (Laboratoire Mycoceutics) à chaque repas. Cette association de champignons a une puissante activité antibactérienne et antimycosique.

La cure peut durer de 3 à 6 mois, voire plus, en fonction de l'hygiène alimentaire. Plus votre alimentation sera stricte, plus les résultats seront rapides. Au bout de deux mois, vous pourrez réintroduire occasionnellement les aliments déconseillés en les considérant comme des "aliments de plaisir". Ils ne doivent plus jamais faire partie de vos aliments courants.

Les tests de dépistage d'intolérances alimentaires

Si vous avez suivi rigoureusement le régime sans gluten et sans caséine pendant plusieurs mois et que vous ressentez toujours certains troubles, comme la constipation et les flatulences, si vous n'arrivez pas à maigrir, si vous êtes toujours déprimé, fatigué ou que vous dormez mal, ou bien si votre sinusite persiste, peut-être êtes-vous tout simplement intolérant à d'autres aliments sans le savoir !

Comment devient-on intolérant ?

Ce domaine est encore mal exploré. On peut toutefois révéler quelques facteurs prédisposant à des intolérances :

- une prédisposition génétique,
- une absence d'allaitement maternel ou un sevrage trop précoce,
- de mauvaises habitudes alimentaires entraînant un dysfonctionnement intestinal,
- une alimentation trop raffinée et trop transformée par l'industrie agroalimentaire ; l'ajout de nombreuses

substances chimiques, telles que colorants, conservateurs, exhausteurs de goût, etc., contribuent à détériorer le système immunitaire et à entraîner des réactions d'hypersensibilité,
- la pollution de l'environnement et le stress,
- des interventions chirurgicales lourdes,
- une grossesse et son accouchement (le fœtus se greffe sur l'organisme, qui peut réagir en créant des défenses).

Les intolérances alimentaires sont de plus en plus fréquentes et peuvent se développer spontanément, au fur et à mesure de la vie d'un individu. Dès la naissance, le nourrisson peut déjà être sensibilisé vis-à-vis de divers aliments par l'intermédiaire du lait de sa mère.

Les symptômes peuvent ressembler à ceux de l'allergie[37], mais se manifestent plusieurs heures ou plusieurs jours après l'ingestion de l'aliment incriminé. Vous pouvez donc être intolérant aux cacahuètes, aux œufs ou aux tomates sans trop vous en rendre compte pendant des années et ce n'est qu'à l'apparition de problèmes de santé que vous en prendrez conscience.

Sachez que l'on est très souvent "accro" aux aliments qui nous empoisonnent !

Comment faire un dépistage ?

Il existe quelques laboratoires qui sont en mesure de faire des tests de dépistage de plus en plus élaborés. Parmi ceux-ci, j'ai sélectionné le test alimentaire *ImuPro 300* élaboré par le laboratoire R-BIOPHARM qui permet de doser individuellement le taux d'IgG spécifiques sur 277 aliments,

[37] Gonflement des lèvres, rétrécissement de la gorge, éruption cutanée, crises d'éternuements, suffocation, œdèmes.

aromates et excipients souvent cachés dans des préparations et aussi toxiques pour certains organismes. Vous pouvez également détecter et doser 15 métaux lourds différents dans le sang.

Le système de défense déclenche une réponse immunitaire envers chaque corps étranger qui s'introduit dans la circulation sanguine. Les défenses développent des anticorps (des immunoglobulines, une sorte de protéine) qui ont pour mission de neutraliser ces corps étrangers.

Souvent, on a du mal à établir un lien entre certains maux et les aliments que l'on a mangés. Contrairement aux allergies alimentaires qui provoquent une réaction immédiate, celle de l'intolérance alimentaire n'est pas subite. Des jours peuvent passer sans que l'on ne ressente des symptômes précis. Comment imaginer que notre migraine, notre dépression ou nos troubles intestinaux sont dus à ce petit morceau d'œuf noyé dans le gâteau ou à ces cacahuètes de l'apéritif d'il y a trois jours chez nos amis ?

Saviez-vous que les problèmes de poids peuvent être une conséquence des complexes antigènes-anticorps et provoquer une rétention d'eau chez des personnes prédisposées ?[38]

De nombreuses maladies auto-immunes, comme la polyarthrite, les rhumatismes et autres, peuvent être provoquées par des intolérances alimentaires. Ces affections se développent si les anticorps formés par l'organisme contre certaines protéines animales se retournent contre lui-même.

---

38 Le taux trop élevé de glucose sanguin entraîne une sécrétion accrue d'insuline, ce qui empêche l'organisme d'utiliser les graisses stockées dans les cellules adipeuses. Les acides gras restent bloqués dans le tissu adipeux. L'organisme ne peut alors pas disposer de l'énergie qui lui est nécessaire et nécessite un apport accru en graisses. Cela conduit à des fringales exagérées, le plus souvent envers les aliments qui sont à l'origine des perturbations métaboliques. Le cercle vicieux s'installe entraînant une augmentation permanente de poids.

Le test alimentaire *ImuPro 300* est un test de dépistage immunologique. Il est conçu pour déceler une éventuelle intolérance alimentaire de l'organisme. Il détermine la concentration spécifique des anticorps par rapport aux différents aliments.

Quelles sont les causes de l'intolérance alimentaire ?

Le Groupe d'études Nutrition, Immunité, Environnement (G.E.N.I.E) nous révèle que « *la cause principale de nos intolérances alimentaires se trouve dans l'intestin grêle. C'est à ce niveau que les aliments, préalablement morcelés en nutriments par les différents sucs digestifs, vont passer dans le sang à travers la barrière intestinale. Ce passage se fait selon un protocole très précis finalisés par un "visa d'entrée", ce qui permet à l'aliment d'être considéré non pas comme un corps étranger, mais comme un "immigrant" qui a reçu le feu vert et qui est "toléré" par notre système immunitaire.*

Cependant, il arrive que certains aliments partiellement digérés traversent la paroi intestinale de façon "illégale" entre deux cellules. Ceci arrive lorsqu'il y a une augmentation de la perméabilité de l'intestin grêle, devenu fragile à la suite d'agressions répétées (aliments industriels, habitudes alimentaires monotones, alcool, certains médicaments). Ces aliments une fois arrivés dans le sang ne vont pas être reconnus par notre système immunitaire, qui va non seulement les attaquer et les détruire en fabriquant des anticorps (IgG), mais va activer sa mémoire. Ainsi, par la suite, la consommation régulière d'aliments de même nature va entraîner une cascade de réactions de défense entraînant un stress permanent pour le système immunitaire avec inflammation chronique et dépôts de complexes immuns dans les tissus. »

277 protéines de divers aliments sont placées sur des plaques tests, que l'on met par la suite en réaction avec le sérum sanguin. Pour faire ce test, il suffit de 2 ml de sérum sanguin obtenu à partir de 5 ml de sang.

Si votre sang contient des anticorps qui reconnaissent les albumines imprégnées dans les cavités des plaques tests, on obtient alors une liaison antigène-anticorps. À l'aide de ces procédés, on colore et on marque les liaisons qui peuvent être reconnues comme des réactions positives par le scanner de l'ordinateur qui en détermine le pourcentage.

Il y a tout un protocole de préparations alimentaires pour faire ce test dans les meilleures conditions possibles.

Sur la feuille des résultats, vous verrez tous les aliments qui auront été analysés avec votre sang. Par la suite, vous devrez éviter tous ceux marqués sur fond gris pendant quelques mois. Cela ne veut pas dire que vous ne pourrez plus jamais les consommer ! Cependant, si vous les supprimez radicalement pendant deux mois au moins, vous pourrez tenter de reprendre, un par un et seulement tous les cinq jours, quelques-uns de ces aliments sans ressentir les anciens symptômes qui vous dérangeaient.

Les réactions d'hypersensibilité que vous ressentiez auparavant devraient disparaître avec la restauration des cellules de votre intestin. La prise de probiotiques est, bien entendu, recommandée pour accélérer le processus de guérison. Le diagnostic précoce est très important car les anomalies de la muqueuse intestinale persistent chez plus de 10 % des malades cœliaques malgré un régime strict sans gluten. Si le malade attend trop longtemps avant de changer de régime alimentaire, il risque de se retrouver avec des lésions irréversibles ou précancéreuses et une hypersensibilité à d'autres aliments.

Quelques principes de précaution

Variez votre alimentation et alternez régulièrement les aliments pour lesquels vous n'avez pas montré d'intolérance. Par exemple, ne mangez pas d'œufs et de salade deux jours de suite, mais consommez un jour des œufs et de la salade et, le lendemain, du poulet avec des légumes. Si vous mangez du jambon, il faudra l'éviter absolument les jours suivants. En procédant de cette manière, vous éviterez la formation de nouvelles intolérances.

Si vous êtes intolérant aux laitages, ce serait une erreur de consommer quotidiennement des produits à base de soja. Cela pourrait entraîner une intolérance au soja qui mettrait en échec votre changement d'alimentation. Pour le succès de votre nouveau mode d'alimentation, vous devrez donc adopter le principe de rotation.

Manifestations cliniques associées à une intolérance alimentaire

Localisation	Symptômes
Appareil respiratoire	Rhinite, sinusite, asthme, otite, bronchite chronique, allergies respiratoires.
Système digestif	Ballonnements, vomissements, gaz, crampes, nausées, diarrhée ou constipation ou alternance des deux, colites, coliques, côlon irritable, rectocolite hémorragique, maladie de Crohn, maladie cœliaque, Helicobacter pylori, candida albicans.
Système nerveux	Migraines, céphalées, troubles de la mémoire, problèmes de concentration, dépression, fatigue chronique, troubles du sommeil, hyperactivité, autisme, schizophrénie, sclérose en plaques (un des facteurs).
Peau	Eczéma, urticaire, psoriasis, dermatite, acné, peau très sèche.
Appareil osseux et tendino-musculaire	Arthrite, polyarthrite, rhumatismes, douleurs articulaires, crampes, tendinites, fibromyalgie, sciatiques.
Appareil oculaire	Sécheresse oculaire.
Système endocrinien	Diabète de type I et II, obésité, surpoids résistant à tous les régimes, thyroïdite, troubles de la ménopause.
Système cardio-vasculaire	Hypertension, athérosclérose.

Les autres intolérances alimentaires

(selon le Dr Camille Lieners)

Définition d'une allergie alimentaire du type 3

Un aliment peut induire une réaction adverse du système immunitaire dirigée contre des ingrédients de cet aliment. On distingue deux scénarios différents :

1. *L'allergie aigüe*, aussi appelée *allergie du type 1*. C'est l'allergie classique connue, avec comme principal symptôme des gonflements de la muqueuse, des irritations cutanées, des troubles respiratoires. Il y a une libération excessive d'histamine et, dans les cas les plus graves, elle peut provoquer un choc anaphylactique, qui pourra même entraîner la mort du sujet. Cette allergie est mise en évidence avec des anticorps IgE.
2. *L'allergie alimentaire retardée*, aussi appelée *allergie du type 3*. Ce type d'allergie est mal connu et souvent négligé. Elle se caractérise par une réaction inflammatoire à bas niveau qui, au début, n'est souvent pas aperçue par le patient. Ce n'est qu'après un certain temps que des symptômes, souvent non spécifiques, s'installent. La plupart des cas, ni le médecin ni le patient ne font le rapport avec un aliment. Souvent les symptômes sont classifiés de nature psychologique. Mais derrière se cache une allergie alimentaire causée par une ingestion répétée d'un ou de plusieurs aliments contre lesquels le système immunitaire a établi un système de défense. Ce système de défense est mis en évidence par les anticorps IgG spécifiques alimentaires. Les symptômes causés par

une allergie du type 3 sont nombreux et vont de symptômes dits “gênants”, comme le côlon irritable, le manque de concentration, la fatigue chronique, les démangeaisons, les maux de tête, les douleurs articulaires, la prise de poids, les troubles hormonaux jusqu'à des symptômes “invalidants”, comme des migraines, des atteintes rhumatoïdes, la maladie de Crohn, la dépression, le psoriasis, des urticaires, du diabète de type II, de l'obésité et de l'asthme. On peut dire que chaque symptôme inflammatoire chronique pourrait être causé ou entretenu par une allergie alimentaire du type 3.

Il est donc essentiel de mettre en évidence la présence ou l'absence d'une telle allergie en présence de symptômes inflammatoires chroniques afin d'aboutir à un traitement effectif.

❍ Premier exemple

Homme âgé de 44 ans, souffrant depuis une vingtaine d'années de maux de tête chroniques, de fatigue, de mauvais sommeil, souvent de mauvaise humeur, de transpiration excessive nocturne et de douleurs de poitrine ressemblant à des douleurs de crise cardiaque.

En plus, depuis 15 ans, il a des problèmes pour maintenir son poids et a grossi de 23 kg. Il fait finalement 98 kg pour 1,75 m.

Son taux de cholestérol a augmenté d'environ 10 % par an pendant les six dernières années, pour atteindre un taux de 7,37 mmol/l (soit 285 mg/dl). En plus, son taux de glucose à jeun était légèrement élevé ou à la limite supérieure des valeurs de référence.

Dans le passé, il a fait des régimes de toutes sortes (hyperprotéiné, réduction de calories, etc.) avec un succès variable mais jamais durable. Un mois plus tard, il retrouvait toujours son poids initial et, par la suite, grossissait de 3 à 5 kg tout en se nourrissant de façon bio, avec des céréales complètes, beaucoup de fibres, de légumes et de fruits.

Pour les maux de têtes, il a consulté plusieurs médecins, a passé plusieurs examens neurologiques et des CT, sans résultat concluant.

Après chaque "attaque cardiaque", il a passé des examens biologiques, comme la troponine T, CKMB, myoglobine, paramètres spécifiques pour une crise cardiaque, des consultations au service de cardiologie avec des épreuves à l'effort, des enregistrements prolongés de tensions artérielles et de rythme cardiaque, échographie, doppler... Conclusion du médecin : symptômes d'origine psychologique. Seul conseil : faire du sport et un régime pour diminuer son taux de cholestérol et son poids. En fait, c'est ce qu'il faisait depuis 15 ans !

À la fin, le patient "s'arrangeait" avec ses symptômes, il s'y habituait et arrivait à vivre avec, puisqu'ils étaient gênants mais pas invalidants et, pour le reste, il était en bonne santé et n'était pratiquement jamais malade. Quant on lui demandait comment il allait, il répondait : "Oui, merci, ça va mais..."

En novembre 2001, il a passé un examen appelé *ImuPro 300*, qui met en évidence les IgG alimentaires responsables de l'allergie du type 3. Le résultat montrait des réactions contre 41 aliments différents, dont de très fortes réactions contre la levure de boulangerie et la levure de bière, le lait de vache et tous les produits dérivés, le poivre noir, les flageolets, l'orange et le citron.

Et pourtant, on lui avait toujours dit de manger des yaourts, du fromage, du pain complet, des légumes, des fruits, que c'était important et bon pour sa santé ! Est-ce que, maintenant, ces aliments seraient à l'origine de ses malaises ?

Il a alors strictement évité les 41 aliments testés positifs pendant 3 mois. Seulement 3 jours après, il s'est levé le matin tel un nouveau-né, a-t-il dit, il avait bien dormi, était plein d'énergie, pas fatigué, bref, en pleine forme. Un état qu'il n'avait plus vécu depuis des années ! Le jour même, il a éliminé plus de 2 l d'eau de rétention due à l'inflammation chronique. Agréable "effet secondaire", il a perdu 2 kg en 3 jours. Cette perte de poids a continué pendant les 3 mois, mais à un rythme plus lent, bien sûr. Il n'éliminait plus de l'eau mais de la graisse ! Il a ainsi perdu 18 kg et ceci, sans être affamé. Il a mangé à sa faim et a seulement évité les aliments testés positifs.

Quant aux symptômes, la fatigue chronique, la mauvaise humeur, les troubles du sommeil et la transpiration nocturne, ils se sont améliorés, voire ont disparu après 3 jours. Auparavant, il se réveillait de 3 à 5 fois par nuit, maintenant plus une seule fois.

Il s'est aperçu qu'il n'avait pas eu de "crises cardiaques" auxquelles il s'était habitué. Au début, il ne parvenait pas à croire que seul le changement alimentaire pouvait avoir eu tous ces effets positifs sur son comportement.

On a donc procédé à des tests de provocations alimentaires et il s'est avéré que les produits à base de lait de vache étaient responsables des troubles du comportement (fatigue chronique, mauvaise humeur, troubles du sommeil), tandis que la levure de boulangerie ou de bière l'était des "crises cardiaques". En effet, la levure causait des ballonnements excessifs qui poussaient sur le diaphragme en direction de la poitrine. Puisqu'il ne souffrait pas de flatulence, il ne pouvait pas correctement dégager les gaz. Par conséquent, la pression contre le diaphragme augmentait et lui donnait cette sensation de crise cardiaque.

L'analyse de son mode alimentaire a bien mis en cause ces deux produits qu'il consommait chaque jour : du pain (complet) et beaucoup de yaourts et de fromages.

Après 3 mois, il a aussi passé un examen biologique qui montrait une diminution du taux de cholestérol jusqu'à 4,88 mmol/l (soit 189 mg/dl). Son taux de cholestérol n'a plus bougé depuis. Le taux du LDL-cholestérol est redevenu normal ainsi que le taux du HDL. Les valeurs de la créatinine, de l'urée, de l'acide urique, des triglycérides ont aussi toutes diminuées de 25 % en moyenne.

Depuis, le patient respecte ce changement alimentaire et les taux des différents paramètres mentionnés sont restés inchangés à ce niveau bas. Il a certes repris 3 kg mais arrive mieux à maîtriser son poids corporel. Il n'a plus du tout de "crises cardiaques" ni de troubles du comportement.

Ce cas démontre le rôle de l'alimentation sur notre santé et que les aliments supposés "bon pour la santé" ne le sont pas nécessairement pour chaque individu. Si le système immunitaire se révolte contre un ou plusieurs aliments, ceux-ci peuvent entrainer des symptômes ou maladies chroniques.

❍ Second exemple

Une femme âgée de 34 ans souffrant d'une allergie de foin (allergie de type 1), d'un début d'asthme, même en dehors de la saison d'allergie, d'une légère dépression, de fatigue chronique, particulièrement entre 18 h et 21 h, et de constipation. Son poids normal reste très stable. Encore une fois un cas de symptômes gênants mais pas invalidants. La patiente s'est habituée à son état de santé.

D'après le test *ImuPro 300,* elle serait allergique à 44 aliments, dont très fortement à l'avoine, à la banane, au lait de vache et produits dérivés, à l'orange, à la vanille, au poulet…

Parmi ces produits, elle en consomme certains quotidiennement, notamment l'avoine, le lait de vache et produits dérivés, la banane et l'orange. D'origine autrichienne, elle adore le müesli, mélange de céréales, de fruits et de lait de vache. Si le müesli est considéré comme l'un des meilleurs petits-déjeuners pour la santé, dans son cas, il était la cause de ses malaises.

Après élimination des 44 aliments, le symptôme de fatigue chronique a disparu en moins d'une semaine, l'asthme et l'allergie ne se sont plus manifestés (cela fait maintenant 5 ans), même pendant les périodes difficiles pour les personnes allergiques aux pollens. Des tests de provocation ont démontré que les ingrédients du müesli était principalement ceux responsables de ses symptômes.

❍ Troisième exemple

Lors d'un examen médical scolaire, on avait détecté chez un petit garçon de 9 ans des protéines dans les urines. De plus, au foot, il s'épuisait souvent plus rapidement que ses amis et, la nuit, il transpirait beaucoup.

Un examen clinique plus poussé a révélé une hypertension artérielle importante de 220/140 mm Hg. Des examens supplémentaires biologiques et cardiaques ont été mis en œuvre sans pouvoir mettre en évidence la cause de cette hypertension artérielle. Enfin, le résultat d'un test *ImuPro 300* a identifié une allergie du type 3 contre 45 aliments, dont les préférés du garçon. Seul un changement alimentaire avec éviction des aliments testés positifs a fait chuter la tension à 130/90 mm Hg.

La chute de la tension artérielle a été observée chez beaucoup de patients. Ceci est très important à savoir, surtout si vous êtes sous traitement d'hypertension artérielle et surtout si le traitement est efficace. Vous risquez alors de tomber dans un état d'hypotension et il faudra avertir votre médecin traitant pour diminuer graduellement la dose administrée.

❍ **Quatrième exemple**

Un homme, 58 ans, de bonne condition physique, très soigné, soucieux de sa santé, se présentait avec une diarrhée chronique qui durait depuis 3 mois.

Tout a commencé avec une diarrhée aigüe, aqueuse et fébrile, faisant suite à la consommation d'une salade de fruits de mer, probablement contaminée par un virus ou une toxine. L'agent n'a pas pu être identifié. Après 6 jours, la diarrhée disparaissait et, 3 semaines plus tard, s'installait une diarrhée chronique, non fébrile. Le patient a consulté deux facultés de médecine universitaires. Nombre d'examens invasifs et non invasifs ont été effectués. Ni la fibroscopie ni la coloscopie ni la biopsie ni les tests des selles ni les tests biologiques (test IgE inclus) n'ont montré d'anomalie. Désespéré, le patient a consulté son généraliste qui lui a prescrit un test d'*ImuPro 300*. Le résultat du test a indiqué une allergie mineure contre 18 aliments mais une très forte réaction contre l'ananas.

Or, il s'est avéré que le patient mangeait chaque jour depuis des années une salade de fruits contenant de l'ananas. Il n'avait pas de problèmes avec ce fruit jusqu'à ce qu'il ait eu cette diarrhée aigüe consécutive à la consommation d'une salade de fruits de mer. Une intolérance à l'ananas a dû alors s'installer. La diarrhée aiguë a provoqué une rupture de la barrière intestinale et un changement du comportement du système immunitaire à l'égard de l'ananas, qui représente un antigène puissant. À partir de ce moment-là, le système immunitaire a considéré ce fruit comme dangereux et a mis en place des systèmes de défense, notamment les IgG, contre l'ananas. Aussi a-t-il fallu 3 semaines pour que le système immunitaire produise des anticorps en quantité suffisante.

Le fait d'éliminer l'ananas de sa salade de fruits a fait disparaître la diarrhée en moins de 3 jours.

Lors d'un test clinique de provocation, la preuve fut frappante : la diarrhée est revenue. Les IgG spécifiques anti-ananas étaient le seul moyen ici de mettre en évidence l'ananas comme cause de la diarrhée chronique.

❍ **Dernier exemple : le témoignage de Madame N. V.**

"Bonjour,

Je tiens à vous faire part des résultats après mon changement d'alimentation suite au test ImuPro 300.

J'ai reçu les résultats fin mai 2006. J'ai mis 10 jours avant de changer vraiment la façon de me nourrir.

J'ai fait ce test à cause de migraines terribles et récurrentes, qui duraient de 3 à 5 jours consécutifs, ce qui fait que j'avais rarement une semaine sans être malade. Ces migraines étaient accompagnées, outre des signes habituels, de vomissements, de selles très abondantes, etc. Je souffrais ainsi depuis 23 ans, et ma vie en était pourrie.

À la suite de l'éviction des aliments non tolérés, j'ai constaté la disparition totale des migraines, quasiment tout de suite. Ne me sont restées que les crises d'arthrose, mais on peut travailler avec ces crises, tandis que la migraine est invalidante. De plus, j'ai retrouvé la grande forme et maigri de 5 kg, alors que j'ai toujours un appétit d'ogre et que je mange à ma faim. Autre avantage, je n'ai plus jamais de ballonnements, ce qui était mon quotidien. Maintenant, je peux sortir et aller faire du sport. Auparavant, je ne pouvais prendre de rendez-vous ni m'inscrire à des cours par exemple, puisque je savais que les 3/4 du temps je devrais les annuler à cause d'une migraine. Cependant, depuis plus de 6 mois que j'ai modifié mon régime, j'ai encore la migraine si je mange un des aliments non conseillés même en très petite quantité (farine dans la sauce par exemple).

Les durées indiquées pour les niveaux I à IV sont bien trop courtes en ce qui me concerne.
Mon métier me met en contact avec beaucoup de personnes, il ne se passe pas un jour sans que je ne parle de votre test qui m'a délivrée de mes migraines. J'explique tout et indique l'adresse du site.
Je déplore que votre test ne soit pas connu de tous ni proposé par les médecins. Lorsque j'ai dit au mien que je n'avais plus de migraine suite à ce test (je lui avais apporté le livret explicatif), il a répondu que ce genre de test était très bien car on ne peut trouver les problèmes alimentaires lorsqu'ils se combinent. Je lui ai alors demandé pourquoi il ne m'avait jamais proposé de le faire et, bien sûr, il a éludé la question...»

Le syndrome de la dysbiose intestinale et du dysfonctionnement cognitif

(selon le Dr Natasha Campbell-McBride)

De plus en plus de recherches lient le dysfonctionnement du cerveau à un déséquilibre métabolique dont la source serait dans les intestins. Le Dr Campbell-McBride, neurologue et nutritionniste, pratique à Cambridge. Elle y soigne des enfants victimes de troubles envahissants du comportement et des adultes victimes de colopathie fonctionnelle et de troubles immunitaires.

Ses patient(e)s sont quasi toujours victimes de troubles digestifs que l'on qualifie de *dysbiose intestinale*. La majorité des enfants souffrant de troubles neurologiques ou psychiatriques ont un visage pâle et tiré. Les tests révèlent des états d'anémie plus ou moins avancés. En outre, les intestins des personnes souffrant de dysbiose sont souvent colonisés par certains groupes de bactéries pathogènes amateurs de fer. Celles-ci absorbent tout le fer présent dans le régime de l'enfant, le rendant ainsi anémique.

Il est courant d'observer que des enfants et de jeunes adultes victimes d'hyperactivité, d'hyperkinésie, de tocs, de dépression ou d'autres problèmes neuropsychologiques souffrent d'anomalies digestives.

Une flore intestinale équilibrée est l'appui idéal du système immunitaire. Les bactéries commensales bénéfiques de l'intestin garantissent la production correcte de cellules immunitaires et d'immunoglobulines. Elles garantissent surtout l'équilibre immunitaire. Un des phénomènes typiques chez une personne ayant une dysbiose intestinale est le déséquilibre des deux appuis majeurs du système immunitaire TH1 et TH2 : TH1 sous-actif et TH2 suractif. En conséquence, le système immunitaire s'emballe face aux stimuli de l'environnement, sur un mode allergique ou atopique.

Les enfants d'aujourd'hui ne disposent pas toujours dès le départ d'une flore intestinale normale. Au contraire, elle est encore plus agressée par des cures d'antibiotiques et par les vaccins. En conséquence, ces enfants souffrent souvent de problèmes digestifs, d'asthme, d'allergies, d'eczéma. La quantité de toxines varient selon les sujets, produisant des symptômes neurologiques et psychologiques différents.

Le gluten et la caséine mal digérés sont transformés en dérivés de structure proche des opioïdes. Ces derniers squattent certaines zones du cerveau, provoquant des troubles neurologiques.

Pour en savoir plus, voir l'intégralité de son article sur Internet : www.sansglutensanscaseineshop.net

DEUXIÈME PARTIE

Le régime sans gluten et sans caséine

« Il est folie de vouloir guérir le corps sans vouloir guérir l'esprit. »
Platon

Comment changer son alimentation ?

Commencez par prendre la décision de changer votre alimentation. La volonté n'a rien à voir dans cette histoire. Si vous prenez mal le fait d'être intolérant au gluten, à la caséine ou à un autre aliment, vous aurez de la peine à réformer votre alimentation. Tout sera sujet à tentation et vous vous emparerez du moindre prétexte pour rechuter. Vous resterez victime de vos habitudes. Peut-être pourrez-vous duper les autres, mais pas vous-même. Les petites phrases du genre : “Je n’ai pas le temps”, “Quand je sors, c’est trop difficile”, “Les autres ne comprendraient pas que je refuse leurs pâtes tout d’un coup”, “C’est impossible en voyage, je recommencerai en rentrant”, “Mais je ne peux plus rien manger”, “Il va falloir faire des plats différents pour la famille, c’est trop contraignant !” vous empêcheront de changer et de recouvrer santé et bien-être.

En revanche, si vous décidez d’en faire un jeu, cela deviendra facile. Tout s’apprend ! Il faudra, au début, distinguer les aliments permis des autres. Vous passerez un peu plus de temps dans les magasins à lire les étiquettes de composition ; ensuite, vous connaîtrez par cœur ce que vous pouvez consommer sans danger. Vous fréquenterez plus souvent les magasins de diététique qui proposent de nombreux produits sans gluten et sans caséine. Vous découvrirez aussi de nouvelles saveurs, de nouvelles céréales, comme le quinoa, le millet, le sarrasin, la châtaigne, l’amarante ; de nouveaux desserts à base de lait de soja ou de riz, de nouveaux petits-déjeuners sans gluten et sans lait.

Un monde différent s’offrira à vous. Dites-vous que vous arrivez dans une autre contrée et que vous devez vous adapter aux habitudes alimentaires du pays !

❍ *Première étape*

Si le fait de changer d'alimentation vous semble trop difficile, commencez par faire un inventaire sur une semaine de ce que vous mangez. Notez tout, absolument tout ce que vous consommez, dans un petit carnet, même un chewing-gum ou un bonbon. Le moindre jus de fruit ou une tisane sucrée doivent être mentionnés. Vous pourrez ainsi repérer, avec un stabilo de couleur, les aliments nuisibles et constater à quelle fréquence vous les consommez.

Ayez toujours ce carnet de notes avec vous. Ne vous fiez pas à votre mémoire, car c'est le meilleur moyen d'oublier ou d'occulter des informations. Notez vos sensations après les repas : êtes-vous ballonné, fatigué, broyez-vous du noir ? Avez-vous des reflux ? Vous sentez-vous coupable ou, au contraire, êtes-vous rassasié et en pleine forme ! Peut-être consommez-vous tous les jours, à tous les repas, du pain ! Ou bien mangez-vous des pâtes au moins 3 fois par semaine !

Vous devez prendre conscience de tous ces éléments. Si vous êtes adepte des pâtes au gruyère et que vous ne pouvez pas vous en passer, sachez tout d'abord qu'il existe maintenant des pâtes sans gluten, à la farine de maïs, tout à fait délicieuses. Vous pourrez les aromatiser au pistou ou à la sauce tomate et les accompagner de râpé de tomme sèche de chèvre.

Vous êtes certainement très attaché à vos traditions familiales et vous avez du mal à les remettre en question. Votre mère et votre père n'ayant pas de problèmes de santé et comme, dans la famille, vous avez toujours mangé ainsi, pourquoi changer ?

Seule l'expérience de ce changement d'alimentation pendant au moins quinze jours, vous révélera tous les bienfaits que vous pourrez en obtenir.

❍ *Deuxième étape*

Repérez, dans les magasins auxquels vous êtes habitué, les aliments contenant du gluten, des laitages ou des dérivés de lait et évitez-les absolument. Vous sélectionnerez rapidement les marques sans gluten ou sans laitages. Apprenez à faire une autre cuisine. Vous pouvez vous appuyer sur des livres de recettes sans gluten et sans laitages (cf. "Fabricants de produits sans gluten" et "Adresses utiles") et vous pourrez aussi en inventer vous-même. Il en existe de nombreuses sur Internet. Profitez-en, c'est gratuit.

Parlez de votre intolérance à votre famille et à vos amis. Si ce sont de vrais amis, c'est avec plaisir qu'ils vous prépareront des plats sans ces toxiques. Ce n'est pas compliqué de faire, par exemple, une bonne viande rôtie avec des légumes ou même des pommes de terre sautées à l'huile d'olive avec, comme dessert, une délicieuse salade de fruits ou une mousse au chocolat (avec du chocolat sans gluten, bien sûr) !

Vous pouvez, au début de ce changement d'alimentation, subir des crises d'élimination (diarrhée, boutons, rhumes) ou revivre des anciens symptômes sur une courte durée, allant de quelques heures à quelques jours. Ce sont certainement d'anciens déchets métaboliques qui, en tentant de se libérer, s'injectent dans la circulation sanguine, créent une aggravation momentanée des symptômes avant de s'éliminer. Vous devrez veiller à boire suffisamment entre les

repas (au moins un litre l'hiver et davantage l'été) et à faire de l'exercice au grand air. Cela active l'élimination des toxines.
Vous pouvez également ressentir des signes de privation. Ces aliments agissaient comme des stimulants et votre corps y était habitué. En les supprimant, il se peut que vous soyez en manque, comme un drogué, et que vous éprouviez des signes tels que : nervosité, dépression, fatigue, irritabilité, agressivité, sommeil perturbé, réapparition d'anciens symptômes, etc. Cette période dure rarement plus de 15 jours, mais elle peut persister plus longtemps si l'intolérance est ancienne. Vous serez peut-être tenté alors de renoncer à votre régime sans gluten ni caséine car, comme beaucoup d'entre nous, vous avez sans doute été élevé dans la compensation du manque affectif par la nourriture ou la récompense (tu auras un bonbon si tu es sage !). Même adultes, nous avons tendance à conserver ces attitudes infantiles et nous mangeons toujours pour calmer une émotion, couvrir une douleur physique ou émotionnelle ou tromper notre ennui.
Il est important d'apprendre à changer vos anciens comportements !

❍ *Troisième étape*

Vous commencez à vous habituer à ce nouveau mode alimentaire. Peut-être avez-vous déjà perdu un peu de poids, vous sentez-vous plus léger, dormez-vous mieux et vous êtes-vous encouragé à continuer ! Bravo, c'est le début de la réussite.
Continuez pendant 3 mois. Au bout de ce temps, si vous avez retrouvé l'état de santé, si vous avez perdu du poids, si vous n'êtes plus ballonné et si vous vous

sentez bien dans votre peau, peut-être pouvez-vous commencer à faire des écarts maîtrisés.
Vous êtes maintenant devenu plus sensible et plus conscient et serez en mesure d'observer la moindre réaction ou le moindre changement en rapport avec votre santé.
Si vous le souhaitez, accordez-vous un écart et observez ce qui se passe dans les trois jours qui suivent : vous pouvez voir réapparaître vos anciens symptômes, vous pouvez être fatigué, nerveux, indisposé. Continuez alors à supprimer le gluten, les laitages ou les deux pendant encore 6 mois.
Si, en faisant une nouvelle tentative au bout de cette période, votre corps réagit aussi violemment, vous saurez que vous devrez définitivement renoncer aux aliments incriminés. De toute façon, vous avez dû observer que vous étiez moins boulimique et que vous aviez moins besoin de manger en quantité. En effet, puisque vous assimilez mieux les nutriments, votre cerveau est satisfait et n'a pas besoin de vous pousser à manger pour trouver les éléments nutritifs qu'ils lui manquent !

Quelques précautions pour ne pas développer d'autres intolérances alimentaires

1 • Évitez tous les sucres raffinés : sucre blanc et roux, miel, mélasse, sirops en tous genres et même le fructose. Ils changent le milieu intestinal en créant une acidose et entraînent une fuite de sels minéraux (calcium et vitamines) du corps. Ils peuvent entraver la digestion des albumines et créer des fermentations et des ballonnements. Sucrez toujours légèrement vos yaourts de chèvre et consommez vos compotes sans sucre. En aucun cas, ne consommez les sucres de synthèse : aspartame, Canderel, saccharine. Les seuls tolérés sont le stévia et le sucre complet que l'on trouve en magasin de diététique. Vous pouvez consommer des fruits au bout de 15 jours du régime sans gluten et sans laitages, en évitant absolument les agrumes : mandarine, pamplemousse, orange. Seul le citron est toléré.

2 • L'alcool, le café et le thé noir surchargent le travail du foie et irritent l'intestin. Une consommation importante de café ou de thé empêche l'absorption de certains minéraux et peut entretenir une anémie, du fait de la malabsorption du fer dans l'organisme. Au bout de 3 mois, vous pourrez de nouveau en consommer des petites quantités, mais plus jamais quotidiennement.

3 • Ne mangez pas trop au même repas, car le fait de remplir excessivement son estomac surcharge l'appareil digestif, surtout le soir. La nourriture restant trop longtemps dans l'estomac conduit à des pesanteurs, des inflammations de la muqueuse et des ulcères. Le Dr Kousmine nous disait bien de faire *"un repas de roi le matin, de prince à midi et de pauvre le soir"*. En effet, le corps produit de moins en moins de sucs digestifs au fur et à mesure de la journée. La digestion est donc moins performante après 18 heures (heure solaire) que le matin.

4 • Évitez de trop boire en mangeant, même de l'eau, car cela dilue les sucs digestifs et peut irriter le côlon par l'agression des sucs bilio-pancréatiques[39] qui arrivent alors libres au niveau du côlon ascendant.

5 • Dans la mesure du possible, ne mangez que si vous avez vraiment faim et abstenez-vous-en si vous n'avez pas faim !

6 • Veillez à bien mâcher vos aliments. Cela contribuera à vous apaiser et à améliorer la digestion. Un yogi nous disait qu'il faudrait *"boire ce que l'on mange et manger ce que l'on boit".*

7 • Variez votre alimentation. Évitez de consommer les mêmes aliments deux jours de suite, même si vous avez des restes. Par exemple, si vous mangez un steak de bœuf avec des pommes de terre, vous pourrez à nouveau en consommer quatre jours plus tard. Mais ne confectionnez pas de farce avec d'éventuels restes car vous risquez de retomber dans une alimentation unilatérale, promotrice d'intolérances alimentaires. C'est ce qu'on appelle le *principe de rotation.* Cela concerne surtout les viandes et les hydrates de carbone (céréales, pommes de terre, maïs).

Par exemple :

Lundi :	riz, poulet, carottes.
Mardi :	endives au jambon, pâtes sans gluten.
Mercredi :	quinoa, poisson, brocoli.
Jeudi :	riz, poulet, carottes.

Aliments dont il faudra vous méfier car ils peuvent être suspects et générer des intolérances alimentaires. Évitez-les pendant 2 mois.

Fruits : agrumes (orange, pamplemousse, clémentine).
Levures : levure de bière, levure de boulanger, levure chimique.
Aliments divers : moutarde, vanille, noix de cajou, cacahuètes, cannelle, œufs, thé, café, chocolat, caroube, menthe, colorants et conservateurs (E 621 à 625).

39 Voir chapitre : "Comment protéger son intestin ?"

« Notre corps est la barque qui nous portera jusqu'à l'autre rive de l'océan de la vie. Il faut en prendre soin. »
Swam Vive Kânanda (1863-1902)

Planifiez vos repas

Quand on change d'alimentation, on se trouve souvent désemparé au début. Toutes nos habitudes devant évoluer, on est souvent confronté au manque d'imagination. Pour ne pas vous retrouver embarrassé devant votre frigo à ne pas savoir quoi manger, je vous suggère de faire un planning des menus pour la semaine ou, si vous trouvez cela contraignant, au moins pour les deux jours à venir.

Ayez toujours du riz, du quinoa, du sarrasin, des galettes de riz ou du pain des fleurs (sorte de biscottes toastées de sarrasin, en magasin de diététique) dans vos placards. Quelques yaourts de soja pour ceux qui les supportent, des compotes, de la crème de soja pour cuisiner. Même s'il est préférable de consommer des aliments frais, vous pouvez avoir des légumes *non cuisinés* (petits pois, fèves, mélange de légumes, courgettes, etc.) dans votre congélateur, ainsi que du poisson et, pourquoi pas, pour les "envies urgentes", des sorbets garantis sans gluten et sans laitages[40] qui vous aideront à ne pas craquer pour des aliments nuisibles.

Veillez à alterner les protéines animales (bœuf, poisson, œufs, poulet, dinde, agneau). Vous pouvez faire des journées végétariennes en veillant bien à associer les céréales avec des légumineuses (lentilles avec riz complet, maïs avec fèves, millet avec pois chiches).

---

40 Les sorbets mangue ou chocolat de chez Picard uniquement.

Privilégiez la cuisson à la vapeur douce. Toutefois, vous pouvez de temps en temps poêler à l'huile d'olive, mais n'oubliez pas que cela oxyde les acides gras.

Préférez toujours les huiles crues de première pression à froid biologiques (olive, noix, colza, sésame, tournesol, carthame, noisette). Elles doivent impérativement être extraites à moins de 40° C (évitez l'huile de germe de blé qui est préchauffée à plus de 80° C ; les huiles de pépin de raisin et de maïs car elles sont raffinées).

Seules l'huile d'olive et la graisse d'oie peuvent être cuites. Plus une huile est riche en acides gras poly-insaturés, plus elle se dégrade à la cuisson, ne l'oubliez pas !

Lisez attentivement la composition des produits surgelés. Je me suis fait prendre, un jour, par “les légumes printaniers à la vapeur” de chez Picard. J'avais occulté le fait qu'ils étaient assaisonnés et quand j'ai regardé l'étiquette écrite en tout petit (illisible sans lunettes) chez moi, je me suis aperçue qu'il y avait du gluten et du lait en poudre dans l'assaisonnement ! Quel dommage ! Et c'est ainsi pour quasiment tous les plats cuisinés !

Au restaurant, consommez des plats simples : poissons grillés ou vapeur, viande rôtie ou grillée, pot-au-feu, plateaux de fruits de mer, salades (en demandant bien la composition de l'assaisonnement, sinon vous devrez la confectionner vous-même). Méfiez-vous du riz cantonnais dont l'assaisonnement peut contenir du gluten et du lait. Il devra être fait maison et le chef devra vous garantir l'absence de ces substances.

Maintenant, vous allez prendre la résolution de commencer l'expérience. Voici une petite aide journalière.

LUNDI

C'est décidé ! Je m'y mets !
Je commence par réformer mon petit-déjeuner. J'étais accro à mon café au lait-tartines ! Qu'à cela ne tienne : je remplace le lait par du lait de soja et je me délecte de tartines grillées sans gluten avec une couche de margarine végétale biologique. Je peux même me faire un petit plaisir avec un voile d'une très bonne confiture artisanale.
Je n'oublie pas de prendre mes probiotiques et mes oméga 3 (voir "Mes remèdes préférés").

J'ai mangé :

J'ai ressenti en mangeant :

Je me suis senti(e) après le repas :
- ❐ satisfait(e)
- ❐ frustré(e)
- ❐ fatigué(e)
- ❐ ballonné(e)
- ❐ autre

MARDI

J'arrive à me tenir à ce petit-déjeuner. Après cette première journée sans gluten et sans laitages, je ne me sens pas forcément mieux, mais je suis content(e) de moi. Première victoire ! Je n'ai pas cédé au pain croustillant qui m'était proposé. Si je mange à la cantine ou au restaurant, je pose des questions au serveur afin de connaître le contenu du plat. Éventuellement, je lui dis que je suis allergique aux laitages et au gluten. Cela marche très bien, car ils n'ont pas envie de se retrouver avec quelqu'un faisant un malaise dans leur établissement ! Ils peuvent même m'aider à choisir !

J'ai mangé :

J'ai ressenti en mangeant :

Que s'est-il passé en moi quand j'ai parlé de mon problème ?

Je me suis senti(e) après le repas :

- ❒ culpabilisé(e)
- ❒ rejeté(e) par les autres
- ❒ frustré(e)
- ❒ satisfait(e)
- ❒ fatigué(e)
- ❒ ballonné(e)
- ❒ autre

MERCREDI

Pour varier, je me lance dans un petit-déjeuner avec des fruits et des noix. À midi, je me fais un super-déjeuner maison : un bon poulet fermier à l'estragon, avec des petits légumes vapeur de saison, le tout arrosé d'une bonne sauce à l'huile d'olive. Je me confectionne en arrivant à la maison un crumble aux pommes. Le temps qu'il cuise et que je mange, il sera tout chaud pour le dessert.

J'ai mangé :

j'ai ressenti en préparant et en mangeant :

Je me suis senti(e) après le repas :

❒ fatigué(e)
❒ en pleine forme
❒ soulagé(e)
❒ j'ai eu des crampes
❒ j'ai craqué
❒ j'ai été content(e) de tenir
❒ autre

JEUDI

Je commence à me poser la question au petit-déjeuner : ai-je vraiment faim ? Si la réponse est non, je pourrai peut-être me préparer juste une infusion !
Aujourd'hui, avec mes légumes, mon quinoa et mes crudités, je vais pouvoir manger du fromage de chèvre fermier !

J'ai mangé (ou pas mangé) :

J'ai ressenti en sautant le petit-déjeuner :

Je me suis senti(e) dans la journée :
❒ fatigué(e)
❒ en pleine forme
❒ soulagé(e)
❒ j'ai eu des crampes
❒ j'ai craqué
❒ autre

VENDREDI

C'est le cinquième jour de mon changement d'alimentation. J'ai commencé à perdre du poids (ou non s'il y a d'autres intolérances alimentaires[41]) ! Je ne suis plus ballonné(e) (sauf en cas de candidose digestive[42]) ! J'ai envie de continuer.
Je m'informe dans les magasins de diététique pour varier un peu mes menus et mes produits. Je vais sur Internet pour trouver de nouvelles recettes. Je m'inscris à l'AFDIAG[43] ou à une autre association pour dialoguer avec des personnes qui sont dans le même cas que moi.
Je commence à mieux maîtriser mon petit-déjeuner. Quand je n'ai pas faim, je bois juste un verre d'eau chaude ou une tisane. Je vais au restaurant à midi et je me fais plaisir, toujours dans le cadre de mon régime. Je m'autorise même un verre de bon vin !

J'ai mangé :

J'ai ressenti :

Je me suis senti(e) :

- ❒ satisfait(e)
- ❒ frustré(e)
- ❒ fatigué(e)
- ❒ ballonné(e)
- ❒ autre

41 Voir “Les tests de dépistage d'intolérances alimentaires”.
42 Voir “Et si c'était le candida albicans”.
43 Association française des Intolérants au gluten.

SAMEDI

Je fais le bilan de cette première semaine. Je suis (ou non), encouragé(e) à continuer. Je commence à prendre de bonnes habitudes. Mes amis sont au courant et se décarcassent pour me préparer de bons desserts sans gluten et sans beurre. Cela les amuse et ils ne trouvent pas cela si mal.

Répétez ce régime sans gluten et sans laitages pendant trois semaines. Au ***quatrième week-end,*** voici le moment de faire le bilan :

- Combien de kilos ou de centimètres ai-je perdu ?
- Même si ce n'était pas forcément mon objectif, mon corps a pu vider ses poubelles et fonctionne beaucoup mieux.
- Je suis moins fatigué(e) et je dors mieux.
- Mes articulations sont plus souples.
- Je n'ai plus de fringales et je ne suis plus ballonné(e).
- Je vais peut-être pouvoir faire un écart un jour et je verrai bien ce qui se passera dans les trois jours qui suivent.
- Mais je ne pourrai plus jamais remanger de gluten ou de laitages tous les jours, sinon je retomberai dans la même situation qu'auparavant !
- **Je devrai toujours faire attention !**

Propositions de menus

Vous devez changer vos habitudes alimentaires et vous vous sentez perdu car vous mangiez tous les jours du pain, des pâtes et du fromage. Qu'est-ce que vous allez bien pouvoir consommer maintenant ? Après avoir étudié le chapitre sur le processus de changement d'alimentation, vous êtes prêt à aborder ces menus.

Le plus compliqué se situe au niveau du petit-déjeuner. En effet, en France et en Occident en général, nous sommes habitués aux tartines beurrées et aux viennoiseries, le tout arrosé de café au lait, de thé ou de chocolat au lait !

Vous devrez apprendre à connaître de nouveaux goûts. Ou à boire juste une infusion chaude sans rien manger, si vous n'avez pas faim. Cela fera le plus grand bien à votre organisme !

Peut-être qu'au début de ce changement alimentaire, vous ne rêverez que de quiches lorraines ou de fraises à la crème. Rassurez-vous. Votre cerveau est ainsi fait : il ne supporte pas la frustration et, au début, il vous envoie des signaux de plus en plus forts afin que vous cédiez à vos anciennes habitudes. Puis, petit à petit, voyant que vous ne l'écoutez pas, il lâchera prise. Devant l'énergie nouvelle et votre bien-être retrouvé, vous n'aurez plus envie de vous commettre avec des aliments néfastes pour votre santé.

Alors, accrochez-vous : le jeu en vaut la chandelle, mais il faut le vivre pour le comprendre !

Scénarios de petit-déjeuner

- 1 banane écrasée avec le jus d'1/2 citron. Mélangez bien. Ajoutez des noix ou des graines de tournesol ou des graines de lin préalablement mixées. Vous pouvez ajouter des fruits frais de saison et, si vous dépensez beaucoup d'énergie, 1 cuillère à soupe de Céréadej[44] sans gluten. Ajoutez 1 cuillère à soupe d'eau. Vous obtenez ainsi une crème onctueuse, très nourrissante, qui ne fait pas grossir. Complétez par une boisson de votre choix en évitant le café pour ceux qui souffrent de colite ou de constipation.

- 2 œufs, avec des galettes de riz ou du pain des fleurs (galettes 100 % sarrasin), 1 boisson.

- 2 tranches de pain sans gluten, sur lequel vous pouvez déposer un voile de margarine végétale bio ou de la purée de noisette, ou même, si vous n'avez pas de problème de poids ni de candidose, une pâte à tartiner sans gluten et sans lait au chocolat. Si vous avez encore faim, vous pouvez rajouter une compote de fruits maison. 1 boisson de votre choix.

- Flocons de riz, de quinoa ou de la céréale de votre choix sans gluten, trempés dans du lait de riz. Vous pouvez les cuire sur feux doux afin d'obtenir une bouillie épaisse. Ajoutez du sirop d'agave ou du fructose et quelques fruits secs. 1 boisson de votre choix.

44 Ludmilla de Bardo, en magasins de diététique.

Scénario de déjeuner

- Une galette de riz ou de sarrasin, suivie d'une crudité de saison : carottes râpées ou fenouil émincé ou céleri-rave ou concombre ou salade de saison, avec des noix ou des champignons de Paris, le tout assaisonné de citron, de sel et d'huile d'olive, avec des fines herbes de saison (ciboulette, estragon, basilic, aneth, thym, romarin, origan, etc.).
- Une viande, de préférence blanche (poulet, dinde ou lapin) ou un poisson, avec des légumes vapeur de saison + 1 pomme de terre ou 2 cuillères à soupe de céréales sans gluten (riz, sarrasin, quinoa, millet, amarante, manioc, maïs). Méfiez-vous du quinoa et du maïs car de nombreuses personnes peuvent développer une intolérance alimentaire à ces aliments. Testez vos réactions quand vous en consommez.
- Un dessert maison : compote de fruits, crème au lait de soja ou au lait de riz, yaourt au soja, sorbet maison, fruits secs.

Scénario de dîner

- Commencez par 1 galette de riz ou de sarrasin, suivie d'un potage avec des légumes de saison. Si vous avez faim, vous pouvez prendre un petit morceau de protéine animale (viande blanche ou poisson). Évitez les œufs les 15 premiers jours car nous avons observé de nombreuses intolérances à ces aliments non suspectés par des personnes qui, pourtant, en étaient affectées. Lorsque vous en consommerez, observez vos réactions (fatigue, ballonnements, troubles du sommeil ou tout simplement digestion difficile). Vous pouvez manger du fromage de chèvre une fois tous les 5 jours, sauf si vous souffrez de mycose digestive ou tout simplement d'une intolérance au lactose.
- Évitez les desserts le soir pour ceux qui ont des problèmes de poids, car toute surcharge alimentaire après 18 heures (heure solaire) a tendance à s'accumuler dans les endroits indésirables...

Comment faire au restaurant ou à la cantine ?

Nous n'avons pas tous la chance de pouvoir manger chez nous midi et soir. Votre lieu de travail est peut-être éloigné et vous êtes obligé de vous restaurer à l'extérieur. Comment faire lorsqu'on veut adopter le régime sans gluten et sans laitages ?

Déjà, vous devrez éviter tout ce qui est sandwicherie, viennoiserie et fast-food. À moins de ne vous contenter que d'une salade, ce qui ne vous nourrira pas jusqu'au soir. Préférez le restaurant de quartier qui vous proposera toujours un plat du jour traditionnel : un steak avec des haricots verts à la place des frites, un petit salé aux lentilles, du haddock aux pommes de terre vapeur, etc.

Dans toutes les cantines, il y a toujours des crudités, du jambon cru, des avocats, de la viande ou du poisson avec des légumes au choix. Même s'il s'agit de boîtes de conserve ou de surgelés, ce sera toujours mieux qu'une quiche riche en crème, en fromage et en gluten !

Pour les desserts, vous n'aurez pas vraiment le choix. À part les salades de fruits ou le fromage de chèvre une fois par semaine, vous ne pourrez rien consommer d'autre. En effet, les desserts proposés dans les cantines et les restaurants sont souvent des crèmes caramel, des mousses au chocolat, des tartes, du fromage blanc, bref, tout ce à quoi vous n'avez pas droit pendant un certain temps. Mais vous ressentirez très rapidement un tel mieux-être que vous serez de moins en moins tenté de céder à la gourmandise. Trouvez des compensations avec des fruits secs, des noix ou des amandes que vous pouvez apporter de chez vous ou, si vous le supportez, deux carrés de chocolat noir sans gluten, sans lait et sans lécithine.

Méfiez-vous des charcuteries qui peuvent être assaisonnées avec du gluten et du lait, des sauces liées car elles le sont souvent avec de la farine de blé, du chocolat noir dessert et des sorbets du commerce car ils contiennent tous du gluten… Si vous êtes très gourmand, préparez vos desserts vous-même et emportez-les avec vous. Vous éviterez ainsi une trop grande frustration.

Les pièges du régime sans gluten et sans caséine (SGSC)

Dans les produits transformés par l'industrie agroalimentaire, tout est piège. La moindre préparation (soupes, sauces, condiments, plats préparés, farces, glaces, etc.) contient soit du gluten, soit de la caséine, soit les deux. Même les préparations dites de régime (sachets protéinés, mélanges pour maigrir) en sont infestées.

Les produits biologiques ne sont pas exempts de ces éléments : ce n'est pas parce que c'est bio que c'est sans gluten ou sans caséine. J'ai trouvé du lait en poudre dans la préparation de certains pains sans gluten et du beurre dans certains gâteaux sans gluten ! Vous devrez donc vous méfier de tout ! Saviez-vous que les galettes de soja préparées contiennent du gluten ? Saviez-vous que les potages en poudre, même bio, contiennent du gluten ? Et tout est ainsi. Vous devrez lire attentivement toutes les étiquettes.

Les seuls aliments sans faille sont ceux à l'état naturel : légumes, fruits frais (attention aux fruits secs car certains, comme les figues, peuvent être farinés), viandes et poissons naturels, céréales permises : riz, quinoa, millet, sarrasin, maïs, amarante, manioc.

Inutile de dire que l'on n'est jamais mieux servi que par soi-même ! Confectionner ses propres plats est la meilleure des solutions. Au restaurant, vous devez jouer les Sherlock Holmes et toujours demander si la préparation contient de la crème, du beurre ou de la farine de blé. Pour ne pas passer pour un "em…", dites que vous êtes allergique à ces aliments. Cela passe très bien car les restaurateurs n'ont pas envie que vous fassiez un malaise dans leur établissement.

Ne croyez pas que ce n'est pas grave si vous faites juste un petit écart ! La moindre particule de gluten ou de caséine, en tout cas les premiers temps, fera automatiquement réagir votre organisme, parfois plusieurs jours après son ingestion (fatigue, insomnie, anxiété, voire douleurs abdominales ou troubles digestifs). Certaines personnes ne ressentent rien et voient leur état à nouveau se détériorer.

J'ai connu une personne qui, tout en suivant scrupuleusement le régime, avait rechuté. Lorsque je l'interrogeai sur ses habitudes, nous nous sommes aperçues qu'elle avait changé de crème pour le corps et que son nouveau produit contenait des résidus de lait de vache ! Le Dr Bruno Donatini signale d'ailleurs que les cosmétiques contenant des hydrocarbures – ce qui correspond à plus de 90 % de ces produits – favoriseraient l'apparition de la fibromyalgie !

Ce serait dommage de faire des efforts et de ne pas obtenir de résultats à cause d'un manque de rigueur ! Vous verrez, vous serez récompensé de votre assiduité. Vous perdrez rapidement les kilos superflus et vous gagnerez en vitalité.

Recevoir un intolérant au gluten

(par l'AFDIAG – www.afdiag.org)

Recevoir un intolérant au gluten pour un apéritif ou un repas oblige à suivre un certain nombre de règles simples auxquelles on ne pense pas toujours.
En suivant ces quelques conseils, vous permettrez à votre hôte de vivre pleinement ce moment convivial.

- Ne pas faire consommer un produit dont vous n'êtes pas sûr.
- Préparer, de préférence, un repas sans gluten pour tous les convives.
- Prendre des aliments naturels et sans gluten pour cuisiner (viandes, poissons, œuf, lait [de préférence de riz ou de soja], beurre [de préférence huile de 1re pression à froid], légumes, fruits... voir liste des aliments autorisés et interdits pour le régime sans gluten, p. 202, ou site internet de l'AFDIAG), éviter les plats cuisinés et les produits industriels.
- Utiliser des ustensiles spécifiques à la cuisine sans gluten (ne pas utiliser la même cuillère pour délayer une sauce avec gluten et une sauce sans).
- Ne pas utiliser d'ustensiles en bois (ils sont poreux et peuvent garder des traces de gluten).
- Ne pas utiliser de passoire ayant servi pour des pâtes ordinaires avant les pâtes sans gluten sans l'avoir bien rincée.
- Ne pas fariner les moules à gâteaux, le poisson ou les volailles, ou utiliser de la farine diététique sans gluten.
- Faire chauffer le pain sans gluten dans un four propre avant le pain ordinaire (les baguettes diététiques sans gluten doivent être chauffées avant d'être consommées ; pour le pain en tranches, utiliser un grille-pain réservé à cet usage).
- Le remplacement de la farine de blé par de la fleur de maïs ou de la fécule de pomme de terre est possible pour de nombreuses préparations (crèmes, sauces...).
- Attention aux liants dans les steaks hachés ; choisissez des steaks "pur bœuf".

- Attention aux sauces industrielles (moutarde, mayonnaise).
- Attention aux fonds de sauces "tout prêts", la plupart contiennent du blé.
- Vérifier la composition des frites précuites surgelées.
- Ne pas utiliser d'huile de friture ayant servi pour des beignets ou des produits panés.
- Ne pas paner ni utiliser de la chapelure ordinaire.
- Éviter les mélanges d'épices tout prêts et utiliser de préférence du poivre en grains au moulin.
- Pour passer d'une levure fraîche à une levure sèche, il faut diviser les quantités par deux. Les levures fraîches et sèches (gros grains) sont à diluer dans un peu de liquide tiédi avant utilisation.
- Bien que plus efficace à basse température, la levure chimique peut être remplacée par du bicarbonate de sodium dans les recettes de gâteaux, en proportion de 1/4 de c. à café de bicarbonate pour 1 c. à café de levure chimique (attention : beaucoup de marques de levure chimique contiennent de l'amidon de blé).
- Pour adapter les recettes avec gluten, prévoir 60 g de farine diététique sans gluten à la place de 80 g de farine de blé (froment).
- Dans vos recettes, il est inutile de tamiser la fleur de maïs.
- Pour ajouter de la fleur de maïs à un liquide chaud, il faut la délayer dans un peu de liquide froid avant de l'incorporer au liquide bouillant.
- Il est à noter que la fleur de maïs cuit rapidement (1 à 2 mn pour une sauce au lieu de 15 mn pour une sauce à base de farine de blé).
- Dans la plupart des recettes, 100 g de chocolat peuvent être remplacés par 60 g de cacao en poudre non sucré (autorisé).
- Vous trouverez l'équivalent en température de votre thermostat de four en multipliant le chiffre par 30 (exemple : un thermostat de 7 correspond à une température de 7 x 30 = 210° C).

Le gluten et les fruits

Vous faites sans doute partie des personnes qui mangent les fruits hors des repas puisque, depuis le début du XXe siècle, les hygiénistes nous ressassent tous les mêmes rengaines : *"Les fruits en fin de repas sont indigestes et créent des fermentations."*

J'étais d'accord avec ce fait il y a quelques années, puisque je l'ai même écrit dans l'un de mes précédents ouvrages[45]. Mais voilà, j'ai dû changer d'opinion.

Suivant les indications du Dr Georges Pourtalet[46], j'avais commencé à entrevoir un début de réponse à cette question : faut-il ou non manger les fruits hors des repas ? Je m'aperçus ainsi que le melon est plus digeste consommé en fin de repas qu'au début. Mais pour certaines personnes, cela ne fonctionnait pas. En approfondissant mes recherches, je compris que nous sommes tous inégaux face à l'alimentation et que nombre d'entre nous sont porteurs d'intolérances alimentaires sans le savoir.

> Je vous conseille de faire ce test : après trois semaines d'alimentation totalement dépourvue de gluten et de laitages, introduisez vos fruits préférés en fin de repas. Vous serez alors étonné de constater qu'ils n'entraînent plus de fermentation !

"Un préjugé est plus difficile à casser que le noyau d'un atome", nous disait Albert Einstein. Devant les faits, ne peut-on pas remettre en question cette assertion

---

45 *Votre alimentation selon l'enseignement du Dr Kousmine,* Éditions Robert Laffont,

46 Voir : "Comment protéger son intestin ?"

criée et répétée par tous les naturopathes et les hygiénistes depuis plus de 100 ans ?

Le résultat d'une expérience n'est-il pas plus parlant qu'un beau discours ? À vous de vérifier ! Peut-être ouvririons-nous ensemble une nouvelle voie ?

Quelques recettes savoureuses sans gluten ni lait de vache

En adoptant ce nouveau mode alimentaire, nombreuses sont celles qui deviennent rapidement passionnées du fait de l'amélioration considérable de leur santé. Cuisinières inventives, certaines d'entre elles sont devenues des amies et m'ont confié des recettes succulentes. Je vous les livre à mon tour afin que vous compreniez que l'on peut rester gourmand tout en mangeant des aliments compatibles avec sa santé.

Les desserts posent souvent des problèmes aux personnes intolérantes au gluten et aux laitages. En effet, elles ont l'impression qu'elles devront se priver de tout et elles ignorent comment procéder pour élaborer des entremets savoureux. Elles préfèrent alors s'en passer. Je vais vous démontrer ici que vous pouvez confectionner de délicieux desserts qui vous feront oublier que vous ne pouvez pas manger comme tout le monde.

Voici aussi quelques recettes qui m'ont été confiées par Philippe Jacquet, père d'un enfant autiste qui, au moindre écart alimentaire, rechute dans sa pathologie. Je les ai légèrement modifiées afin qu'elles gardent le plus de valeur nutritive possible. Vous pouvez donc les consommer sans crainte.

○ ○ ○ ○ ○

Source des recettes

* Recettes de Valérie Cupillard, auteur culinaire, spécialisée en cuisine bio végétale, est l'auteur de plusieurs livres de cuisine bio :

• *Sans gluten, naturellement*

• *Desserts et pains sans gluten* (livre dont sont extraites les recettes ci-après)

• *Sans lait et sans œufs*

• *Quinoa*

Recettes et cours de cuisine sur son site : www.biogourmand.com
Éditions La Plage :
Rue du parc – F-34200 Sète
Tél. +33 (0)4 67 53 42 25
E-mail : edition@laplage.fr – Site : www.laplage.fr

** Recettes de Liliane Huray, Lyon.

*** Philippe Jacquet.

Fougasse aux olives*

Beaucoup d'olives dans une pâte un peu briochée grâce à l'association de semoule et de farine de riz.

Ingrédients pour un moule à manqué :

120 g de semoule fine de riz
100 g de farine de riz
1 c. à s. de poudre levante (5 g)
1 c. à c. de sel
60 ml d'huile d'olive (50 g)
120 ml d'eau
120 g d'olives noires dénoyautées
1 pincée de thym ou de romarin

Préparation :

Dans un saladier, versez la semoule et la farine de riz, la poudre levante, le sel ; mélangez en ajoutant l'huile et l'eau en une seule fois. Incorporez les olives noires et le thym, malaxez un peu la pâte avec une spatule. Huilez un moule à manqué et déposez la pâte. Avec des mains un peu humides, écrasez-la pour en faire une galette. Enfournez à thermostat 7 durant 25 mn. À mi-cuisson, vous pouvez la sortir rapidement du four pour passer un peu d'huile d'olive au pinceau.

Tourte au jambon et aux poireaux**

Ingrédients pour 4 personnes :

2 poireaux
2 tranches de jambon à l'os épaisses
3 œufs
50 g de Maïzena
1/2 litre de lait de soja ou de riz
Sel marin, poivre blanc au moulin, muscade

Préparation :

Épluchez et coupez les poireaux en tronçons de 2 cm. Cuisez-les 15 mn à la vapeur douce[47].
Coupez le jambon en cubes d'1 cm.
Dans un grand bol, battez les œufs, le lait, le sel, le poivre et la muscade. La préparation doit être bien homogène.
Graissez un plat allant au four de 20 cm de diamètre, rond ou carré. Déposez les poireaux et les dés de jambon. Versez le mélange à œuf dessus de façon à recouvrir l'ensemble.
Cuisez 30 mn à 210° C dans le four préchauffé.
Dégustez avec une bonne salade de saison.

47 Le Vitaliseur de Marion – www.vitaliseur.com

Pain aux graines de lin

Ingrédients :
350 g de farine sans gluten
50 g de farine de soja
100 g de graines de lin
150 g de pommes de terre réduites en purée
1,5 sachet de levain en poudre sans gluten
1 c. à c. de sucre de canne complet
1,5 c. à c. de sel marin
550 ml d'eau
50 g de noix

Préparation :
Mélanger tous les ingrédients secs, puis rajouter les pommes de terre et l'eau.
Bien pétrir la pâte, puis en remplir un moule à pain.
Lisser le dessus, couvrir avec un linge humide et laisser reposer 30 mn dans le four éteint, mais préchauffé à 50° C.
Cuire 10 mn dans le four préchauffé à 220° C, puis réduire la température à 200° C et continuer la cuisson pendant 50 mn.

Astuce : 10 mn avant la fin de la cuisson, enduire le dessus du pain avec de l'huile d'olive.

Pâte au levain
(pour tartes sucrées)

Ingrédients :
250 g de farine sans gluten
1 sachet de levain en poudre sans gluten
1 yaourt de soja nature
60 ml d'huile de sésame de 1re pression à froid
50 g de sucre
le zeste d'un citron bio
1 œuf

Préparation :
Mélanger tous les ingrédients et bien pétrir la pâte.
Dans une terrine, couvrir d'un linge humide et laisser reposer jusqu'à ce que le volume soit doublé.
Étaler, puis laisser reposer encore un peu.

Astuce : pour les tartes salées, remplacer le sucre et le zeste de citron par un peu de sel marin.

Crème anglaise à la châtaigne*

Le parfum d'orange se marie bien avec la douceur de la châtaigne.

Ingrédients :

2 jaunes d'œufs
4 c. à s. de sucre de canne complet
4 c. à s. de farine de châtaignes
3 verres de lait de riz (45 cl)
2 gouttes d'huile essentielle d'orange bio

Préparation :

Mélangez les œufs avec le sucre, ajoutez la farine de châtaignes et incorporez 2 verres de lait de riz. Placez sur feu doux et remuez jusqu'à ce que la crème nappe la cuillère, ajoutez alors le troisième verre de lait et l'huile essentielle d'orange. Mélangez, ôtez du feu et laissez refroidir.

Crumble aux pommes**

Ingrédients pour 4 personnes

500 g de pommes
100 g de farine de riz
100 g de sucre de canne roux
5 c. à s. d'huile d'olive vierge
2 pincées de sel de mer
Margarine végétale

Préparation :

Épluchez et coupez les pommes en gros quartiers, mélangez-les avec 50 g de sucre.
Pâte : mélangez la farine, le reste du sucre, le sel et l'huile dans une terrine. Travaillez-la rapidement en la faisant bien s'effriter au bout de vos doigts. Vous pouvez vous aider d'une fourchette.
Couvrez vos pommes en saupoudrant cette préparation granuleuse comme du sable épais.
Enfournez 30 mn à four chaud (200° C – th. 7).

Astuce : vous pouvez varier avec d'autres fruits que vous aimez : poires ou mélanges avec des bananes, des fraises, des prunes, etc. Si vous le désirez, dégustez ce crumble avec un yaourt nature de soja ou une crème de soja.
Bon appétit !

Cake aux amandes zesté d'orange*

Un gâteau parfumé, délicieux avec le thé...

Ingrédients :

80 g de margarine végétale
100 g de sucre de canne blond
50 g de poudre d'amandes blanches
3 œufs
120 g de farine de riz
1 c. à s. de poudre levante (5 g)
6 gouttes d'extrait de vanille
1 orange bio

Préparation :

Faites doucement fondre la margarine. Hors du feu, mélangez-la avec le sucre, ajoutez la poudre d'amandes, l'extrait de vanille et les œufs, un à un.
Incorporez la farine de riz et la poudre levante. Râpez la peau de l'orange pour en recueillir la valeur d'une cuillerée à soupe. Mélangez bien dans la pâte.
Huilez un moule à cake et versez la pâte. Enfournez à thermostat 6 pendant 10 mn, puis th. 7 pendant 15 à 20 mn. Cette pâte à gâteau à tendance à dorer très vite, il faut parfois protéger le cake pendant la cuisson.

Gâteau roulé à la confiture**

Ingrédients :

3 œufs
50 g de farine de sarrasin
25 g de farine de maïs
25 g de fécule de pomme de terre
2 c. à s. d'huile d'olive douce
1 pincée de sel
1/2 c. à c. de bicarbonate de soude
1 bocal de gelée de framboise ou de groseille ou de confiture d'orange

Préparation :

Mélangez les farines et le sel. Ajoutez les œufs. Battez vigoureusement afin qu'il n'y ait plus de grumeaux. Ajoutez l'huile, la moitié de la gelée (ou confiture) et le bicarbonate de soude en dernier. Vous devez obtenir une préparation onctueuse.
Préchauffez le four à 210° C. Graissez avec une bonne margarine le moule à roulé ou le couvercle d'une boîte à gâteau en fer. Chemisez-le avec un papier sulfurisé graissé.
Étalez la préparation ; elle doit avoir une épaisseur d'environ 1 cm. Enfournez et laissez cuire 10 mn.

Le gâteau doit avoir une jolie couleur dorée (en plantant une lame de couteau dans l'appareil cuit, elle doit ressortir sèche). Ne le cuisez pas trop longtemps car vous ne pourriez plus rouler le gâteau.
Lorsqu'il est cuit, sortez-le du four et déposez-le délicatement, avec le papier sulfurisé, sur une serviette éponge bien humide.
Enroulez votre biscuit encore chaud, comme un tapis.
Laissez reposer 3 à 4 mn.
Déroulez avec précaution et étendez le reste de gelée.
Décollez le gâteau du papier sulfurisé. Enroulez-le à nouveau sur lui-même, sans que le papier ne soit pris dans l'enroulement. Il doit rester autour afin de bien tenir le roulé lorsqu'il refroidira.
N'oubliez pas que les pâtisseries sans gluten tiennent moins bien et ont tendance à se déliter.
Bon appétit !

Gâteau aux carottes

Ingrédients :
5 œufs
300 g de sucre de canne roux
2 cl de Kirsch
200 g de carottes finement râpées
120 g de noisettes moulues
120 g d'amandes moulues
50 g de chapelure sans gluten (par ex. Dr Schär)
50 g de Maizena
1 c. à c. de poudre levante sans gluten
Sel, cannelle
100 g de sucre glace

Préparation :
Battre les jaunes d'œufs avec 100 g de sucre, les épices et le Kirsch, jusqu'à obtenir une consistance mousseuse.
Incorporer les carottes, les noisettes, les amandes, la chapelure, puis la Maïzena et la poudre levante.
Monter en neige les blancs d'œufs et 100 g de sucre, puis ajouter à la pâte.
Répartir le mélange dans un moule à manqué préalablement équipé d'un film de protection pour la cuisson au four, lisser et enfourner à 175° C pendant 40-45 mn.
Laisser reposer au moins 1 journée, puis saupoudrer de sucre glace.

Pain d'épices**

Une excellente recette qui n'a rien à envier aux traditionnels pains d'épices de blé et de seigle.

Ingrédients :

100 g de farine de sarrasin
50 g de farine de riz
50 g de Maïzena ou de fécule de pomme de terre
100 g de miel
2 œufs
2 c. à s. d'huile d'olive douce
1 pincée de sel
1 c. à s. bombée de graines d'anis vert
1 clou de girofle
1 pincée de cannelle
1 pincée de muscade
Le zeste d'1 orange bio
1/2 c. à c. de bicarbonate de soude
Margarine végétale bio

Préparation :

Écrasez à la moulinette le zeste d'orange, l'anis et le clou de girofle.
Ramollissez le miel au bain-marie ou dans un bol sur le tamis d'un cuit-vapeur en ébullition.
Mélangez les farines avec les œufs. Ajoutez les épices et travaillez la pâte jusqu'à ce qu'elle soit bien onctueuse.
Ajoutez le bicarbonate de soude en dernier.
Graissez un moule à cake avec une margarine végétale bio. Versez la préparation et cuisez 1 h à la vapeur dans un cuit-vapeur à couvercle bombé[48] ou 1 h 30 dans un four moyen, recouvert hermétiquement de papier aluminium graissé, sur th 3 (ou 140° C).
Il est cuit lorsque la lame de votre couteau ressort sèche.
Les enfants vont adorer !

Madeleines presque comme chez les Proust**

Ingrédients pour 18 madeleines :

3 œufs
50 g de sucre de canne roux
50 g de farine de sarrasin
50 g de farine de riz
25 g de Maïzena
1 pincée de sel
2 c. à s. d'huile d'olive douce
1/2 c. à c. de bicarbonate de soude
1 goutte d'huile essentielle d'orange
1 c. à c. d'eau de fleur d'oranger

48 Le Vitaliseur de Marion – www.vitaliseur.com

1 c. à s. d'écorce d'oranges confites réduites en fines particules à la moulinette ou un peu de zeste d'orange râpé
Margarine végétale bio

Préparation :
Mélangez les farines avec le sucre, le sel et le bicarbonate de soude.
Ajoutez les œufs. Battez bien afin qu'il n'y ait plus de grumeaux.
Ajoutez l'huile d'olive, l'huile essentielle, la fleur d'oranger et les écorces ou le zeste d'oranges. Remuez vigoureusement l'ensemble.
Si la préparation vous semble trop épaisse, vous pouvez rajouter quelques gouttes de lait de riz.
Préchauffez votre four à 210° C.
Graissez avec une margarine végétale biologique à cuire votre moule à madeleines.
Répartissez l'appareil dans chaque creux et enfournez.
Cuisez 8 à 10 mn.
Sortez les madeleines lorsqu'elles sont dorées.

Magnifique pain sans gluten
(À élaborer avec une machine à pain)

Ingrédients :
600 g d'eau tiède à 40 °C
500 g de farine de riz
10 g de farine de graine de guar (voir www.sansgluten.biz)
1/2 sachet de levure sans gluten
2 c. à s. d'huile d'olive ou de coton
1 c. à c. rase de sel non raffiné
2 c. à s. de sucre roux

Facultatif :
3 c. à s. de raisins secs
2 c. à s. de graines de sésame

Variantes :
On peut couper la farine de riz avec une autre farine pour changer de goût :
300 g de farine de riz
200 g de farine de sarrasin ou bien :
300 g de farine de riz
200 g de farine de châtaigne

Préparation :
Pour élaborer ce pain, je vous conseille vivement d'acheter une machine à pain qui s'occupera de tout. Vous l'amortirez très rapidement.

On en trouve maintenant à moins de 70 euros.

Mettez dans la cuve l'eau tiède et l'huile. Ajoutez la farine, le sel, le sucre, la farine de guar et la levure. Positionnez la fonction pain de 750 g, cuisson dorée. En tout, le programme dure 3 h 50.
Au bout de 10 mn, quand la préparation est bien mélangée, ajoutez les raisins et le sésame et laissez continuer le programme.

Dans moins de 4 h, vous aurez une délicieuse odeur de pain chaud qui envahira toute la maison !
Régalez-vous !

Le pain sans gluten***

Les pains sans gluten du commerce sont souvent fades et l'on s'en lasse très vite. L'idéal est d'acheter une machine à pain et de faire vos pains maison. Vous pourrez à votre aise varier vos farines ainsi que les ingrédients que vous ajouterez : mettez des notes gourmandes avec des raisins secs, des noix ou autre. À vous d'imaginer et de tester.

Ingrédients :
600 ml d'eau tiède
5 g de sel fin de mer
12 ml d'huile de riz
500 g de farine de riz
10 g de farine de graine de guar (fibre végétale)
1/2 sachet de 7 g de levure sèche sans gluten
12 g de sucre de canne roux

Préparation : 5 mn !
Placez dans le réservoir de la machine dans l'ordre suivant : l'eau tiède, l'huile, le sel, la farine, le sucre, la fibre végétale et la levure. Attention, ne mettez pas trop de levure pour que cela ne montre trop haut et s'effondre après cuisson. Mettez sur le programme sans gluten s'il existe, sinon sur celui le plus long (en général 3 h 50), cuisson dorée et volume 750 g.

Découpez-le une fois refroidi et faites éventuellement griller chaque tranche avant de les consommer. Vous verrez, c'est délicieux !

Variante (recette SGSCShop) :
Avec les mêmes ingrédients mais sans machine à pain.
Mélangez les ingrédients dans le même ordre au batteur pendant au moins 5 mn. Versez une couche de 4 cm maximum de pâte dans des moules préalablement huilés.
Laissez lever 30 mn à température ambiante, 20 mn à 50 °C, puis 50 mn à 230 °C au four statique (c'est cuit si la croûte est légèrement dorée).
Après refroidissement complet, tranchez et conservez au surgélateur pour éviter la moisissure.

Variante :
Utilisez les mêmes quantités à cela près que vous mettrez 300 g de farine de riz et 200 g de farine de sarrasin.
Vous pourrez, selon votre goût, ajouter des raisins secs au bout d'une 1/2 heure de programme, des graines de sésame, des noix ou des graines de tournesol…
À vous d'expérimenter !

Bananes à la vapeur***
On devrait toujours avoir des bananes chez soi. Elles se conservent longtemps et si, un jour, vous êtes pris de court et que des amis débarquent chez vous, elles vous permettront de confectionner un dessert simple et remarquable.

Ingrédients par personne :
1 banane
2 c. à s. de sirop d'érable
ou bien
1 banane
1 sachet de coulis de framboise congelé

Préparation :
Cuisez chaque banane 5 mn à la vapeur.
Pour la version avec le coulis, déposez le sachet sur le tamis du Vitaliseur en même temps que la banane.
Placez une banane cuite dans chaque assiette et nappez soit avec du sirop d'érable, soit avec du coulis de framboise.
Servez chaud.

Compote de fruits***

Cette manière d'opérer est valable quels que soient les fruits utilisés. Cependant, je vous conseille de ne procéder ainsi que lorsque les fruits sont peu sucrés ou bien avec des fruits d'hiver.

Ingrédients (4 personnes) :
1 kg de poires
1 kg de pommes
100 g de sucre de canne roux
1 gousse de vanille
1/2 c. à c. de cannelle (facultatif)
1 l d'eau de source

Préparation :
Versez dans une casserole l'eau, le sucre, la cannelle et le bâton de vanille fendu en deux. Placez sur feu doux et laissez mijoter une petite heure, sans laisser bouillir.
Pendant ce temps, épluchez les fruits. Cuisez-les 10 mn à la vapeur douce. Si votre cuit-vapeur n'est pas assez grand, cuisez-les en plusieurs fois.
Les fruits sortis de la vapeur seront plongés dans la casserole d'eau sucrée ôtée du feu.
Laissez refroidir le tout à température ambiante.
Servez frais.

Crème au lait de coco***

Qui ne connaît pas les œufs au lait ? Ceci est une variante au lait de coco. Les enfants en raffolent !

Ingrédients (4 personnes) :
6 œufs bio
200 g de sucre de canne roux
50 cl de lait de coco (exceptionnellement en boîte)
1 c. à c. de vanille liquide
Noix de coco râpée

Préparation :
Mélangez les œufs avec le sucre. Fouettez jusqu'à ce qu'ils blanchissent.
Ajoutez le lait de coco et la vanille. Répartissez le mélange dans 4 ramequins que vous placerez sur le tamis du Vitaliseur. Laissez frémir (l'eau ne doit pas bouillir à gros bouillons dans ce cas-là) pendant environ 15 mn.
Vérifiez la cuisson avec la pointe d'un couteau : si la crème n'attache pas, c'est qu'elle est prête.
Servez ce dessert à peine tiède ou froid.
Parsemez de noix de coco râpée.

Crêpes soufflées***

Ingrédients :
180 ml d'eau chaude
150 ml d'huile de riz
1/2 l de lait de riz
3 œufs bio
500 g de farine de riz type superfine
3,5 g de levure sèche déshydratée sans gluten
1 pincée de sel marin

Préparation :
Délayez la levure dans un peu de lait de riz tiède.
Dans un grand bol, battez les jaunes d'œufs, ajoutez petit à petit l'eau, le lait de riz, l'huile de riz, la farine de riz et la levure délayée.
Mélangez bien et laissez lever pendant 2 h à température ambiante.
Quand la pâte est levée, ajoutez les blancs d'œufs battus en neige en soulevant délicatement la préparation.
Cuisez à la poêle avec de l'huile de riz comme des crêpes normales.
Veillez à ne pas les faire trop épaisses.

Crumble aux abricots***

Le côté "gratin" manque parfois quand on aborde une alimentation sans gluten ni laitages et, de plus, à la vapeur. Un petit crumble de temps en temps nourrira votre gourmandise sans affecter votre santé. Régalez vous !

Ingrédients (4 personnes) :
100 g de farine de riz
50 g de farine de souchet
250 g de sucre de canne
1 c. à c. de cannelle en poudre
500 g d'abricots ou autre fruit juteux
1 pincée de sel

Préparation :
Préchauffez le four à 220 °C.
Prenez un plat à gratin.
Dénoyautez les abricots et coupez-les en deux.
Répartissez-les dans le plat.
Dans un grand bol, mélangez la farine de riz avec la farine de souchet, le sucre de canne, la cannelle et 1 pincée de sel.
Répartissez en saupoudrant les abricots.
Cuisez à 210 °C pendant 20 à 30 mn.

Variante
(recette SGSCShop) :
140 g de farine de riz garantie sans gluten
60 g de farine de souchet
40 g de coco en paillettes
70 g d'huile de riz
1 c. à c. de cannelle en poudre
230 g de sucre de canne
800 g d'abricots

Flans à la pistache***

Cette recette peut se faire avec des noisettes, des noix, des amandes et vous pouvez l'aromatiser à la vanille, au chocolat, à l'amande amère…

Ingrédients (4 personnes) :
3 œufs bio
33 cl de lait de soja ou de riz
75 g de sucre de canne roux
20 cl de crème de soja
90 g de pistaches non salées

Préparation :
Mixez les pistaches afin d'obtenir une poudre grossière.
Placez les œufs dans un grand bol, fouettez-les jusqu'à ce qu'ils blanchissent.
Ajoutez le lait froid, la crème de soja, le sucre et les pistaches. Fouettez de nouveau.
Répartissez dans des ramequins que vous placerez sur le tamis du Vitaliseur sans qu'ils ne se touchent et cuisez-les 25 mn à la vapeur.
Vous pouvez légèrement baisser le feu afin d'avoir une ébullition moins forte.
Quand vous placez un couteau au centre d'un ramequin, la lame doit ressortir sèche.

Fondant au chocolat***

Ingrédients :
5 œufs bio
100 g de sucre de canne
125 g de chocolat noir bio
75 ml d'huile de riz
80 g de farine de riz
1 pincée de sel marin

Préparation :
Faites fondre le chocolat noir au bain-marie dans la soupière avec 1 c. à s. d'eau froide.
Faites préchauffer votre four à 180 °C.
Séparez les blancs des jaunes d'œufs. Mélangez vigoureusement au fouet les jaunes d'œufs, le sucre, le chocolat noir fondu, l'huile de riz et la farine de riz.
Battez les blancs d'œufs en neige avec une pincée de sel.
Incorporez-les à la préparation en soulevant délicatement pour ne pas casser les blancs.
Versez dans un moule et cuisez 20 mn à 180 °C.

Gâteau à la courge et au miel***

Ingrédients :

2 œufs bio
500 g de courge "butternut" (elle est en forme de poire)
100 g de miel de l'Himalaya ou de sapin
100 ml d'huile d'olive ou de riz
150 g de noix de coco râpée bio

Préparation :

Séparez les jaunes d'œufs des blancs que vous mettrez de côté. Mélangez vigoureusement les jaunes.
Coupez grossièrement la courge, enlevez les pépins et cuisez-la 20 mn à la vapeur.
Retirez ensuite la peau et réduisez la chair en purée.
Ajoutez le miel, l'huile d'olive ou de riz, la noix de coco et les jaunes d'œufs battus à la purée de courge.
Montez les blancs d'œufs en neige dans un autre bol et incorporez-les à la préparation en soulevant légèrement avec la spatule jusqu'à obtention d'une mousse légère.
Faites cuire à four chaud, à 180 °C, pendant 40 mn.

Glace à la mangue***

Voici une glace que vous pouvez réaliser au dernier moment et qui ravira les plus gourmands. Vous pouvez la décliner avec d'autres fruits : framboises, fraises et abricots. Il faudra juste prévoir, pendant l'année, de congeler les fruits de saison.

Ingrédients (4 personnes) :

2 mangues
200 g de fromage blanc de chèvre (blanc crème de chèvre en diététique)
1/2 l de lait de soja
4 c. à s. de fructose

Préparation :

Vous aurez épluché et coupé en quartiers les 2 mangues et les aurez mises à congeler 2 jours avant.
Le jour de la préparation, au moment du dessert, placez les morceaux congelés avec le fromage blanc de chèvre, le lait de soja et le fructose.
Mixez jusqu'à obtention d'une crème onctueuse.
Servez immédiatement dans des coupelles individuelles en saupoudrant éventuellement d'amandes effilées légèrement rôties ou de pignons de pin.
Ce dessert vous fera oublier vos éventuelles intolérances alimentaires !

Gâteau au yaourt de soja***

Ce gâteau se prépare aussi bien à la vapeur dans le Vitaliseur qu'au four. Il régalera toujours autant les grands que les petits !

Ingrédients (4 personnes) :

1 yaourt de soja nature
2 c. à s. de Maïzena
2 œufs
40 g de sucre de canne roux en poudre
Quelques gouttes de vanille liquide ou de fleur d'oranger ou d'huile essentielle d'orange ou de citron, selon votre goût
Huile de riz pour graisser le moule
1 pincée de sel

Préparation :

Séparez les blancs des jaunes d'œufs. Battez les blancs en neige ferme avec une pincée de sel.
Dans un autre bol, battez les jaunes avec le sucre jusqu'à obtention d'un mélange blanc et mousseux. Ajoutez le yaourt et l'arôme de votre choix.
Mélangez les deux préparations délicatement en faisant un mouvement d'enrobage du bas vers le haut pour ne pas briser les blancs.
Prenez un moule en verre de 20 cm de diamètre et graissez-le avec l'huile de riz.
Versez-y l'appareil et faites cuire au four pendant 30 mn à 180 °C ou 20 à 25 mn à la vapeur.
Laissez refroidir et placez au réfrigérateur jusqu'au moment de servir.

Mousse d'ananas au yaourt de soja***

Cette mousse se mange aussi bien glacée que chaude.

Ingrédients (4 personnes) :

500 g de chair fraîche d'ananas
Le jus obtenu en pressant les peaux de l'ananas
2 yaourts de soja
Sucre de canne roux ou miel (quantité selon votre goût)
1 c. à c. de rhum

Préparation :

Faites cuire la pulpe d'ananas 5 mn à la vapeur.
Réduisez-la en purée.
Ajoutez à cette purée le jus d'ananas, les yaourts, le sucre et le rhum. Mélangez.
Servez.
Si vous la préférez glacée, versez le mélange dans un bac à glaçons que vous placez au congélateur.

Écrasez de temps en temps la crème avec une fourchette pour obtenir des paillettes. C'est alors un granité d'ananas !

Poires trompe-l'œil***

Les poires Comice et Williams se prêtent le mieux à ce dessert. Elles doivent être mûres, mais pas blettes. C'est un dessert très facile et merveilleusement bon !

Ingrédients par personne :

1 poire Comice
2 c. à s. de crème de soja
1 c. à c. de sirop d'érable, pour les plus gourmands

Préparation :

Placez les poires sans les éplucher dans votre cuit-vapeur. Laissez-les cuire 10 à 15 mn selon la grosseur. Pendant ce temps, vous pouvez terminer de manger votre plat principal. Posez les poires dans les assiettes de chaque convive. On aura vraiment l'impression d'avoir une poire crue devant soi. Mais, quelle surprise ! Lorsqu'on ouvre le fruit avec son couteau, de la vapeur s'en échappe ! Tout se mange, même la peau. Vous laisserez juste le trognon.

Œufs au lait de soja vapeur***

Vous ne pourrez réaliser cette recette qu'avec le Vitaliseur. En effet, il est impératif que l'eau de condensation ne tombe pas dans les ramequins sous peine de complètement rater la préparation.

Ingrédients (4 à 6 personnes) :

50 cl de lait de soja vanillé
3 œufs
50 g de sucre de canne roux ou de sirop d'érable
Quelques gouttes de Grand Marnier ou de Cointreau

Préparation :

Épurez les œufs 20 secondes à la vapeur. Cassez-les dans un grand bol, ajoutez le sucre et fouettez jusqu'à ce que le mélange blanchisse. Versez petit à petit le lait de soja en remuant bien pour obtenir un mélange très homogène. Ajoutez la liqueur. Répartissez la préparation dans des ramequins individuels.
Placez ceux-ci sur le tamis de votre Vitaliseur. Couvrez et laissez cuire en mijotant 10 à 15 mn.
Attention : l'eau doit frémir et non bouillir, sinon les œufs coaguleraient et la crème tournerait.

Pour vérifier que la cuisson est terminée, plongez un couteau au centre d'un ramequin. La lame doit ressortir sèche, et si vous écartez légèrement la préparation, elle doit être gélatineuse. S'ils sont cuits, sortez le tamis de la vapeur et chaque ramequin en vous aidant d'une écumoire et d'un torchon.
Dégustez-les une fois refroidis.

Potée de fruits tièdes***

Ce mélange est particulièrement subtil. L'alchimie des fruits rouges avec les prunes et la banane donne un résultat surprenant ! Pour varier (et aussi l'alourdir), vous pouvez l'accompagner d'une délicieuse crème anglaise ou d'un peu de crème fraîche crue.

Ingrédients (6 personnes) :
500 g de fraises
6 pêches de préférence jaunes
4 brugnons
6 prunes rouges ou quetsches
2 bananes
1 citron
1 gousse de vanille

Préparation :
Épluchez les fruits qui doivent l'être, dénoyautez-les et coupez-les en quartiers.
Coupez la banane en rondelles. Placez tous ces fruits à la vapeur pendant 6 mn. Placez-les ensuite dans la soupière du Vitaliseur ou au bain-marie.
Versez le jus de citron. Placez la vanille fendue dans cette compote et finissez de cuire pendant 20 mn au bain-marie.
Servez tiède de préférence ou froid.
Si vous le souhaitez, vous pouvez légèrement sucrer.
Cette potée se conserve plusieurs jours au froid.

Tarte brisée aux pommes***

Ingrédients :
75 g de farine de riz
125 g de flocons de riz bio
300 ml d'eau bouillante
3 c. à s. d'huile de riz
75 g de farine de souchet
25 g de sucre de canne
300 g de compote de pommes cuites à la vapeur et mixées en purée
Quartiers de pommes (facultatif)

Préparation :
Préchauffez le four à 180 °C.
Versez les flocons de riz dans un saladier et ajoutez l'eau bouillante.

Couvrez et laissez gonfler 10 mn. Ajoutez la farine de riz, l'huile de riz, la farine de souchet et le sucre de canne. Répartissez cette pâte au fond d'un moule préalablement graissé. Remontez la pâte sur 1,5 cm contre le bord du moule et égalisez avec une spatule.
Étalez la compote de pommes sur cette pâte et décorez avec des morceaux de pommes crues émincées. Cuisez à 180 °C pendant 30 mn.

Rochers aux amandes***

Quand on est intolérant au gluten et aux produits laitiers, c'est toujours plus difficile de consommer des desserts. Voici des gâteaux secs très agréables à consommer qui vous feront oublier votre intolérance alimentaire.

Ingrédients (4 personnes) :
200 g de flocons de riz
10 g de fécule de maïs ou de pommes de terre
100 g de raisins secs
150 g d'amandes concassées légèrement grillées
1 l de lait de riz ou de soja
1 c. à c. de vanille liquide

Préparation :
La veille, faites tremper les flocons de riz en les recouvrant de lait végétal. Dans un autre bol, versez du lait végétal chaud sur les raisins secs et la vanille et laissez tremper les 2 préparations toute la nuit.
Le lendemain, mélangez les 2 préparations en veillant à ce que la pâte ne soit pas trop liquide. Vous enlèverez l'excédent de lait s'il le faut. La pâte doit se tenir suffisamment pour ne pas couler lorsque vous la placerez dans une cuillère.
Ajoutez les amandes grillées. Préchauffez le four à 160 °C. Grâce à une cuillère à soupe, façonnez les rochers en déposant des petits tas de préparation sur une plaque préalablement huilée.
Cuisez environ 40 mn.

Ces petits rochers accompagnent très bien les compotes ou les glaces maison.

Sorbet au citron vert***

Les sorbets sont les rares desserts maison qui ne poseront aucun problème aux intolérants au gluten et aux laitages. Vous pourrez en élaborer avec vos fruits préférés en les confectionnant toujours de la même manière. Il suffira simplement de changer de jus de fruits. Le citron vert de cette recette peut être remplacé par du citron jaune.

Ingrédients (4 personnes) :

8 citrons verts bien juteux de préférence non traités
5 dl de sirop à 35°
1 blanc d'œuf
30 g de fructose ou de sucre de canne blanc

Préparation :

Pressez tous les citrons.
Prélevez le zeste de 2 d'entre eux et passez-les 2 mn à la vapeur puis placez-les dans le sirop chaud. Laissez infuser 15 mn.
Filtrez le jus de citron et l'infusion de zeste avec un chinois et mélangez le tout.
Le jus obtenu doit descendre à 15°. Vous pourrez alors le faire prendre dans une sorbetière.
Pendant ce temps, élaborez une meringue : déposez le fructose et le blanc d'œuf dans un récipient à fond rond que vous poserez sur un bain-marie. Battez vigoureusement au fouet jusqu'à ce que le mélange attache. Continuez de battre en retirant du feu.
Placez cette meringue onctueuse sur le sorbet lorsqu'il est pris.

Macarons au chocolat

Recette de Fabrice Giely

Ces quelques recettes m'ont été confiées par un cuisinier intolérant au gluten et aux laitages. Sa gourmandise naturelle l'a poussé à nous concocter de délicieux desserts qui vous feront oublier vos privations.
Les macarons sont en général les seules pâtisseries que l'on peut consommer, avec les meringues, quand on est intolérant au gluten et aux laitages. Attention toutefois à ceux qui ne supportent pas les œufs !

Ingrédients :

4 blancs d'œufs
1 pincée de sel
30 g de sucre en poudre
250 g de sucre glace
140 g de poudre d'amandes

2 c. à s. de cacao amer non sucré (ou autres arômes : 1 c. à c. d'extrait de café…)

Préparation :
Faites préchauffer le four à 150 °C.
Montez les blancs d'œufs en neige avec la pincée de sel puis ajoutez le sucre en poudre (les blancs doivent être bien fermes).
Dans un saladier, mélangez le sucre glace, la poudre d'amandes et le cacao.
Incorporez à ce mélange les blancs en neige avec une cuillère en bois, délicatement, pour ne pas faire tomber les blancs (le mélange doit être souple et brillant).
À la poche à douille ou à la petite cuillère, faites des boules de 5 à 6 cm sur une feuille de papier sulfurisé sans les serrer car elles s'étalent à la cuisson.
Cuisez au four à 150 °C pendant 15 mn environ.
À la sortie du four, il est normal que les macarons soient un peu mous, ils durciront en refroidissant.
Ils se conservent très bien dans une boîte en fer et régaleront vos enfants.

Gâteau Magali
Recette de Fabrice Giely

Ce gâteau peut également se cuire 25 mn à la vapeur.

Ingrédients :
4 œufs
200 g de sucre roux
100 g de poudre d'amandes
200 g de farine de riz
1/2 berlingot de crème de soja ou 10 cl de lait de riz
5 c. à s. d'huile de riz
1 sachet de levure chimique "Natali" (en magasin bio) (1/2 sachet si levure chimique traditionnelle)
1 pincée de sel
Parfums au choix (zestes d'orange ou de citron, fleur d'oranger, chocolat noir amer en poudre…)

Préparation :
Faites préchauffer le four à 160 °C.
Mélangez dans un saladier la farine, le sucre, le sel, la levure et la poudre d'amandes.
Ajoutez les œufs, la crème de soja, l'huile de riz et le parfum choisi. Mélangez le tout (la pâte doit être onctueuse). Si elle est trop épaisse, rajoutez un peu plus de crème de soja.

Cuisez à four doux (160 °C) dans un moule à manqué pendant 30 à 35 mn.
Attention : pour vous assurer du degré de cuisson, plantez un couteau au centre du gâteau au bout de 20 mn. Si la lame est sèche quand vous la retirez, le gâteau est cuit.
Si vous le faites trop cuire, le gâteau sera sec !

Pour ce gâteau, on peut employer plusieurs variantes de farines en gardant en proportion au moins la moitié de farine de riz et le reste avec une autre farine.

Exemple :
Pour 300 g de farine au total :
150 g de farine de riz
100 g de farine de châtaigne (ne pas employer la farine de châtaigne pure car elle n'a pas de liant)
150 g de sucre (car la farine de châtaigne est déjà sucrée)
50 g de poudre d'amandes
ou 50 g Maïzena ou farine de maïs

Tuiles aux amandes (ou au zeste d'orange)
Recette de Fabrice Giely

Ces tuiles, aussi bonnes que chez le pâtissier, se conservent 15 jours dans une boîte hermétique, tout en restant croustillantes.

Ingrédients :
150 g de farine de riz
200 g de sucre en poudre
4 œufs
130 g d'amandes effilées grillées (ou autres parfums de votre choix : zestes d'orange ou de citron, fleur d'oranger…)
1 pincée de sel

Préparation :
Faites préchauffer le four à 200 °C.
Dans un saladier, mélangez énergiquement la farine de riz, le sel, le sucre et les œufs entiers.
Faites griller les amandes au four. Surveillez-les en permanence, car cela brûle très vite.
Incorporez les amandes au mélange dès qu'elles ont refroidi.
Sur une feuille de papier sulfurisé légèrement graissé avec un peu de margarine, déposez 1 c. à s. du mélange

et étalez-le en cercle en veillant à ne pas mettre trop prêt chaque petit tas.
Placez à four chaud (200 °C) 5 à 6 mn.
Dès que les bords des tuiles commencent à colorer, vous pouvez les sortir du four. Soyez vigilants car la cuisson est très rapide.
Décollez chaque tuile avec une spatule et donnez-leur la forme que vous voulez. Si vous désirez obtenir la forme traditionnelle de la tuile, décollez-les à la sortie du four et disposez-les sur un rouleau à pâtisserie. Laissez-les refroidir ainsi : elles prendront une forme de tuile en refroidissant.

Gâteau vapeur à la confiture de fruits rouges
Recette SGSCShop

Ingrédients :
Confiture de fruits rouges
110 g de farine de riz garantie sans gluten
90 ml d'huile de riz Scotti
110 g de sucre de canne
2 œufs entiers
1 c. à s. de vinaigre de riz
Quelques gouttes d'extrait d'amande liquide (facultatif)
2 g de farine de guar
2 g de bicarbonate de soude

Préparation :
Dans un saladier, versez l'huile de riz, le sucre de canne, l'extrait d'amande liquide et le vinaigre de riz. Mélangez le tout 2 mn au batteur électrique jusqu'à obtention d'une pâte onctueuse.
Ajoutez les œufs un par un ; mélangez de nouveau délicatement.
Dans un bol séparé, mélangez la farine de guar et le bicarbonate de soude à la farine de riz. Incorporez ce mélange à la préparation précédente. Mélangez le tout au batteur électrique.
Répartissez la confiture au fond d'un bol en pyrex et versez la préparation dessus. Recouvrez bien le bol avec une feuille aluminium attachée avec un élastique de façon à le rendre hermétique.
Placez le bol dans une grande casserole munie d'un couvercle transparent de préférence. Versez de l'eau à ébullition jusqu'à mi-hauteur du bol pyrex et baissez aussitôt la température.
Couvrez. Faites cuire 1 h 15 à faible température.
Démoulez en retournant le bol et servez aussitôt.
Un effet de surprise garanti pour vos invités !

Bûche de Noël sans œuf à la crème de marrons et chocolat noir
Recette SGSCShop

Ingrédients :

• Génoise :

300 g de farine de riz garantie sans gluten
6 g de farine de guar
1 pincée de sel
5 g de bicarbonate de soude
150 g de sucre de canne
100 ml d'huile d'olive de Crète ou de pépin de raisin
350 ml de lait de riz
10 ml de vinaigre de riz
8 ml d'extrait de citron liquide ou quelques gouttes d'huile essentielle (facultatif)
1 g de substitut d'œuf

• Crème :

100 g de crème de marron
25 g de chocolat noir sans lécithine
20 g de graisse de coco vierge non hydrogénée

Préparation :

Mélangez la farine de riz, la farine de guar, le sucre de canne, le sel, le bicarbonate de soude, puis incorporez l'huile et homogénéisez à la fourchette.
Dans un bol séparé, délayez au fouet le lait végétal, le vinaigre, l'éventuel parfum naturel et le substitut d'œuf. Veillez à ce que ce dernier soit bien dissous.
Incorporez délicatement à la fourchette le mélange liquide dans la préparation sèche.
Versez cette pâte dans un moule allongé et étroit (6 cm de large) recouvert d'un papier cuisson parcheminé.
Faites cuire au four à 190 °C pendant 40 mn (contrôlez la cuisson en piquant un couteau pointu après de 30 mn de cuisson). Laissez refroidir complètement.
Pendant ce temps, faites fondre au bain-marie tiède le chocolat noir et incorporez la graisse de coco ; retirez du feu dès fusion complète.
Homogénéisez à la fourchette.
Ensuite, incorporez la crème de marron et homogénéisez.
Laissez prendre au réfrigérateur.
Coupez la génoise en tranches de 1 cm d'épaisseur : farcissez avec la crème froide et enduisez la face extérieure. Striez avec une fourchette pour décorer la bûche “façon écorce”.
Placez au réfrigérateur avant dégustation.

TROISIÈME PARTIE

Notions fondamentales à connaître en nutrition

De nombreuses maladies pourraient être évitées, voire améliorées ou guéries si l'on tenait compte de trois pôles principaux : les enzymes, l'intestin grêle et l'alimentation.

Les enzymes

Sans les enzymes digestives, aucune vie organique ne serait possible. Ce sont des catalyseurs de réaction, c'est-à-dire que grâce à leur action, elles décuplent les réactions biochimiques de notre digestion. C'est en quelque sorte l'ADSL de notre corps. Sans cet ADSL, les réactions seraient trop lentes et nous mourrions de fermentations et de putréfactions diverses.

Nous possédons environ 15 à 16 000 enzymes, selon nos antériorités génétiques. Leur bon fonctionnement nécessite des cofacteurs, minéraux et substances dérivées de vitamines.

L'état de bonne santé consiste à maintenir les conditions optimales pour assurer leur fonctionnement correct. On peut, d'une part, leur apporter les cofacteurs pouvant leur manquer (vitamines, minéraux, acides gras polyinsaturés) ; c'est ce qu'on appelle la *micronutrition*, qui est aujourd'hui largement justifiée du fait de l'appauvrissement de la chaîne alimentaire dans son ensemble.[49] D'autre part, il ne faut leur apporter que les aliments qu'elles connaissent, donc tous les produits naturels, non transformées par diverses étapes industrielles ou par des températures excessives.

À ce jour, nous dit le Dr Seignalet, ***plus de 80 maladies classées non curables ou incurables se trouvent très souvent améliorées ou guéries par le simple fait de supprimer les aliments dangereux.*** Les enzymes fonctionnent en cascade, d'où l'intérêt de trouver toutes les vitamines et minéraux en quantité suffisante dans notre alimentation. Trop d'apport d'un minéral, comme le calcium, ou d'une vitamine ne présente aucun intérêt du fait de la solidarité des enzymes entre elles.

49 Pesticides, OGM, surproduction, pollutions diverses.

L'intestin grêle

C'est l'organe-clé du corps humain. Il est le lieu où entrent – ou n'entrent pas – des substances dangereuses. Il y a les éléments liés à notre hérédité sur lesquels nous ne pouvons pas agir. Nous ne pouvons intervenir que sur les facteurs liés à notre environnement, en l'occurrence notre alimentation.

La muqueuse intestinale représente plus de 300 m^2 d'une membrane très fine, de 1/40e de millimètre. Cette muqueuse est semi-perméable. Des matières dangereuses peuvent entrer dans l'organisme par les poumons (fumées de tabac, air pollué, dioxyde de carbone, silice cristallisée), mais aussi par l'intestin grêle. Ces matières ne sont séparées du sang des capillaires que par une membrane plus fine que du papier de soie. Étant donné que les trois quarts des activités de défense ont lieu dans l'intestin, cette paroi constitue la partie critique du système de défense. Elle a la capacité de retenir les éléments nocifs en provenance de l'extérieur (virus, bactéries, mycoses, parasites, allergènes, toxines, macromolécules alimentaires), mais également les produits toxiques que nous fabriquons nous-mêmes lors de la digestion.

Un dysfonctionnement intestinal peut entraver l'absorption des micronutriments utiles, et si le système de défense ne fonctionne pas de façon impeccable, le sang transportera des substances nuisibles vers le foie qui tentera de les neutraliser. Lors de troubles digestifs, il arrive parfois que des microbes du côlon remontent dans l'intestin grêle. La flore intestinale peut alors s'autodétruire à cause d'aliments non appropriés (laitages de vache ou gluten) ou d'excès alimentaires. Certaines personnes peuvent présenter d'autres intolérances alimentaires. Elles devraient donc effectuer les tests d'analyse sanguine (*ImuPro 300* ou *Select 181*).

Pour bien fonctionner, la muqueuse intestinale doit être correctement nourrie. Sa nourriture préférée, c'est un acide aminé, la *L. Glutamine,* qui est également la source d'énergie des globules blancs qui patrouillent dans les vaisseaux de la paroi intestinale pour détruire les intrus. Si le système de défense est agressé par le stress, une mauvaise hygiène alimentaire ou un excès de produits toxiques, il peut complètement se dérégler. Il ne fera alors plus la distinction entre les substances nocives et les substances saines et attaquera ses propres fibres, provoquant des réactions auto-immunes ou des infections à divers endroits de l'organisme : intestins, poumons, peau, articulations, tendons et muscles, etc.

Au bout d'un moment, le foie est débordé, les émonctoires sont surchargés et les maladies graves peuvent apparaître.

Les passionnés d'arguments scientifiques trouveront en annexe quelques éclaircissements sur le "rôle antigénique de la flore intestinale", du Dr Laurent Hervieux.

Préserver son intestin, c'est préserver sa santé !

À propos du végétalisme et du régime dissocié

L'alimentation végétalienne, composée uniquement de végétaux (légumes, fruits, céréales, légumineuses, oléagineux), est une alimentation dangereuse à long terme. On peut, si on ressent un besoin de "mettre au vert" son organisme, le pratiquer quelques jours, voire quelques semaines sans que cela ne crée de dommages pour la santé, bien au contraire. Cette nourriture, facile à digérer, entraîne rapidement un mieux-être. Et c'est bien là le problème : se sentant plus léger, on a tendance à vouloir continuer et c'est là que les complications commencent.

Aucune protéine végétale n'est complète. Par exemple, les céréales et les oléagineux (amandes, noix, noisettes etc.) sont carencés en trois acides aminés essentiels : la *thréonine*, la *lysine* et l'*isoleucine*. Quant aux légumineuses, elles sont carencées en *tryptophane*, en *méthionine* et en *cystine*.

Les instigateurs du végétalisme ont donc associé au même repas des légumineuses et des céréales pour créer une complémentarité. Hélas, l'organisme n'utilise les acides aminés qu'en fonction de celui présent au minimum. Par exemple, si la *lysine* (acide aminé indispensable) n'est apportée qu'à 40 % des besoins vitaux, l'organisme n'assimilera que 40 % de **tous** les acides aminés, ce qui entraîne une carence protéique des 60 % manquants.

Tous les acides aminés essentiels doivent être présents en quantité suffisante au même repas pour assurer la nutrition du corps. De plus, les protéines végétales sont beaucoup moins disponibles car elles sont enfermées dans des fibres qui les rendent moins assimilables par le tube digestif. Cela entraîne non seulement une carence protéique, mais, n'étant pas rassasiés, les végétaliens ont tendance à manger trop de fruits et fruits secs et à grignoter en permanence.

Robert Masson, naturopathe incontesté, a pu observer dans sa clientèle des "purs végétaliens" ayant beaucoup de mauvais cholestérol (LDL) alors qu'ils ne mangeaient ni œufs ni beurre ni crème ni viandes grasses. Ils étaient également atteints de pancréatite aiguë du fait d'une trop grande consommation de produits sucrés. Mais le pire était leur maigreur excessive et leur état général affaibli à cause d'une anémie par manque de fer assimilable, générant des carences en chaîne.

Le végétalien qui se lance dans ce régime sans vérifier s'il est intolérant au gluten ou non peut être atteint de nombreuses maladies : aménorrhée, asthénie, catarrhes, cachexie, déminéralisation, décalcification, frigidité, indifférence, impuissance, irritabilité, tumeurs...

Une autre idée court dans les milieux du "bio" à propos de l'intérêt de ***dissocier les protéines des glucides***. En clair, cela veut dire que l'on vous encourage à ne pas associer la viande, le poisson ou les œufs à des farineux (pommes de terre, céréales) ou à des sucres (fruits, fruits secs, légumes contenant des glucides : carottes, tubercules en général, etc.). Cette pratique est dangereuse pour la santé à long terme car les protéines ne sont assimilées qu'aux "feux des sucres" !

Les Professeurs Tchobroutsky et Guy-Grand ont permis d'expliquer ces mécanismes de nutrition. Pendant la digestion, deux hormones sont sécrétées : l'insuline et le glucagon. L'*insuline* permet au glucose, aux acides aminés et aux acides gras de pénétrer la cellule, assurant ainsi une nutrition parfaite. Le *glucagon* permet aux cellules hépatiques de fabriquer du glucose à partir des lipides et des protéines. Il a le pouvoir de stocker le glucose dans ses réserves et sert donc au stockage et non à la nutrition des cellules. Pour bien fonctionner, l'organisme a un besoin permanent de glucose.

Pour favoriser la nutrition cellulaire, il est souhaitable de toujours associer une petite quantité d'un farineux naturel sans gluten à une viande, un poisson ou des œufs[50]. Mais attention aux quantités : trop de sucres favorisent le stockage des graisses !

Les régimes dissociés sont donc à pratiquer avec modération. Une fois le poids idéal atteint, il est souhaitable de reprendre une alimentation associée, en évitant les deux grands toxiques que sont le gluten et la caséine.

---

50 Robert Masson nous explique ceci :

"Quand un repas comprend une viande (ou un poisson ou des œufs) associée à un légume et à un farineux (riz, pomme de terre, pain, etc.), il y a sécrétion importante d'insuline, au détriment du glucagon, ce qui permet aux acides aminés et aux acides gras de pénétrer aisément la cellule pour une bonne nutrition du corps.

Quand un repas comprend une viande (ou un poisson ou des œufs) associée à un légume vert (épinards, poivrons, tomates, céleri) sans aucun farineux et sans dessert sucré – donc sans glucides –, il y aura une forte sécrétion du glucagon et une faible sécrétion d'insuline. Les acides gras et les acides aminés parviendront peu à pénétrer la cellule ; ils serviront à fabriquer du glucose et entraîneront une malnutrition. Si un repas ne contient pas suffisamment de glucides, le corps se met à en fabriquer à partir des protéines et des lipides contenus dans sa propre chair.

C'est la raison pour laquelle ce type de régime fait maigrir car il y a un déstockage des graisses grâce à l'action du glucagon, mais aussi un déstockage des protéines. On observe, à terme, une fonte musculaire, une anémie, de l'ostéoporose (le calcium se fixe grâce aux acides aminés), générant une fatigue chronique et une chute du système immunitaire."

Le calcium et le mystère des vrais et des faux apports

(selon le Dr Bruno Donatini)

Le calcium est un ion essentiel pour tous les organes : os, neurones, contractions musculaires, rythme cardiaque, etc. Trois organes régulent la calcémie : l'intestin par l'absorption intestinale et la desquamation de cellules épithéliales riches en calcium, l'os par le stockage, le rein par l'excrétion.

Un adulte ingère chaque jour 1 g de calcium. L'intestin en absorbe 35 % environ. Le rein en excrète une quantité identique pour assurer l'équilibre. L'os se détruit et se reconstruit continuellement grâce à cet apport.

La vitamine D3 et la parathormone régulent le métabolisme du calcium. Schématiquement, la vitamine D3 augmente la solidité de l'os, diminue la fuite de calcium dans les urines et augmente l'absorption digestive. La parathormone agit à l'inverse. La synthèse de vitamine D3 par l'organisme diminue avec l'âge tandis que celle de parathormone augmente et favorise la dégradation osseuse – donc l'ostéoporose, l'hypertension artérielle, l'athérome, l'arthrose et la maladie d'Alzheimer. Le calcium de l'os est redistribué dans le sang et le risque de dépôts calcaires dans les autres organes augmente.

L'épithélium intestinal est la clé principale du métabolisme calcique : il existe deux types de récepteur du calcium très sélectifs. Il est démontré que la prise de comprimés de calcium augmente très aléatoirement le taux de calcémie sanguin. De même, tous les types de calcium ne sont pas équivalents pour traverser la barrière digestive. Tout dépend des ions associés (par exemple, magnésium, phosphore, oxalate), de la vitamine D3, des protéines consommées et de la forme ionique du calcium.

- L'ingestion de produits riches en phosphates diminue l'absorption du calcium et augmente même son excrétion intestinale.
- *Calcium et oxalate sont concurrents ; calcium et magnésium sont synergiques.*
- Les protéines animales diminuent les pertes intestinales et favorisent l'absorption.
- Le calcium des eaux minérales est hautement biodisponible, ainsi que celui de la coquille d'œuf et des algues. Il en existe également beaucoup dans les légumes (dont les lentilles et le sésame), les sardines et les fruits secs.
- Le calcium des laitages est peu biodisponible. De plus, la caséine peut agresser la muqueuse digestive via une intolérance et aboutir à une excrétion de calcium par desquamation de l'endothélium. Il en est de même pour l'intolérance au gluten.

On retiendra que l'apport oral de calcium est largement suffisant même sans laitages, et que le rôle principal revient à la vitamine D3. Par ailleurs, il est essentiel d'éviter les intolérances alimentaires qui provoquent l'évasion digestive du calcium par destruction de la barrière et de l'épithélium.

On peut donc très bien vivre sans consommer de lait dans une zone pauvre en calcaire ou des produits de son jardin sans souffrir d'ostéoporose ! Retenez aussi que la charge calcique est acquise à l'âge de 5 ans et que l'activité physique est fondamentale pour conserver sa masse osseuse.

On comprendra donc que manger sainement ne veut pas dire supprimer les protéines animales, bien au contraire. Chaque jour un peu de tout, en choisissant des aliments de saison : *"Là où ça pousse, quand ça pousse !"*

1,3 milliard de Chinois ne consomment jamais de laitages ni de fromages et les habitants de ce continent comptent parmi les moins affectés par l'ostéoporose !

Voici un petit tableau démontrant que, de toute façon, de nombreux aliments autres que le lait sont richement pourvus en calcium assimilable.

Principales sources de calcium

Aliment	en mg/100 g
Farine de poisson	4000
Sésame	1300
Algues	1000
Fromages à pâte ferme	750
Sardines	300
Amandes	254
Crevettes	200
Caviar	137
Lait entier	137
Fromages à pâte molle	130
Haricots secs	122
Fruits secs	120
Carottes	39
Céréales (en moyenne)	30
Laitue	26
Pommes de terre	14

Comment protéger son intestin ?

Je tiens ces précisions du Dr Georges Pourtalet, médecin chirurgien qui, pendant plus de 40 ans, a fait une étude systémique sur les problèmes de côlon et d'appendice. Voici sa théorie, que je peux vérifier sur moi-même comme sur de nombreuses autres personnes, depuis plus de 15 ans.

Le système digestif

Lorsque nous prenons une bouchée d'un aliment, nous salivons. La salive amorce la digestion des amidons, mais joue surtout un rôle de lubrifiant, car les aliments doivent couler tranquillement vers l'estomac et ne pas rester coincés au niveau de l'œsophage. Dans l'estomac, ils subissent une première douche d'acides gastriques[51] qui ont pour mission de neutraliser les éléments pathogènes ne devant pas aller plus loin (virus, bactéries) et d'amorcer un premier broyage des aliments. Par la suite, ceux-ci sortent petit à petit de l'estomac grâce à l'ouverture du pylore. Ce sphincter s'ouvre et se ferme en fonction de l'avancement de la digestion. Le chyle (bol alimentaire à la sortie de l'estomac) reçoit les sucs biliaires et pancréatiques via le sphincter d'Oddi, avant d'arriver dans l'intestin grêle.

Les sucs bilio-pancréatiques sont alcalins (pH 8) et non pas acides. Ils servent à fragmenter les macromolécules en micromolécules absorbables. Par exemple, grâce à l'action de ces sucs, une protéine sera transformée en acides aminés absorbables.

---

51 Au pH très acide, pouvant aller de 5 pH à 2 ou 1 pH.

On peut vivre sans salive ou sans estomac, mais pas sans ces sucs bilio-pancréatiques. C'est le seul "facteur d'autodestruction total" dont nous disposons et qui est indispensable à notre survie. Sans ces sucs, nous ne pourrions pas fragmenter les aliments afin qu'ils puissent traverser la paroi semi-poreuse de l'intestin grêle et nous nourrir. Il est paradoxal que ces sucs soient extrêmement corrosifs. Si on vous plongeait dans une cuve qui en est remplie, vous seriez entièrement dissous, exceptés vos os. Or, ces sécrétions restent avec le bol alimentaire 6 à 8 heures dans l'intestin grêle et de 24 à 78 heures dans le côlon.

Le Dr Pourtalet se pose la question suivante : *"Pourquoi l'intestin grêle est-il si long, puisque nous savons que l'essentiel de la nutrition se fait dans le premier tiers du grêle ?"* Une fois les vitamines, minéraux, acides aminés et sucres assimilés, les déchets devraient s'évacuer rapidement, c'est-à-dire se diriger vers le côlon descendant et le rectum !

La réponse est logique : seul l'intestin grêle contient un mucus capable de neutraliser ces sucs bilio-pancréatiques. Le côlon, quant à lui, n'est pas du tout équipé pour les inoffenser. Il faut donc qu'ils soient entièrement dissous avant d'arriver au côlon.

Si, à cause d'une mauvaise gestion alimentaire (café au lait, par exemple), des sucs bilio-pancréatiques arrivaient libres au niveau du côlon, ils attaqueraient dangereusement sa muqueuse.

Pour retarder cette attaque, l'appendice, puis le côlon ascendant (le côlon droit) exercent un rôle de frein en "prévenant" le cerveau qu'il y a agression du système digestif. Les ordres sont alors donnés de fermer tous les sphincters[52], puis l'intestin grêle se dilate afin de ralentir

52 Pylore, sphincter d'Oddi, cæcum.

la progression du chyle et vous êtes ballonné. Pendant ce temps, le côlon a le temps de fabriquer d'urgence un mucus, à la lumière intestinale, avec l'eau du sang, mais également avec des minéraux essentiels, comme le calcium, le potassium, le fer et le magnésium. À terme, vous pouvez souffrir de déminéralisation, d'ostéoporose, mais aussi d'inflammations digestives, de colites, de brûlures ou de cancers.

Plus vous mangez, plus vous fabriquez ces sucs nuisibles à la sortie de l'estomac. C'est la raison pour laquelle ce dernier se vidange par petites giclées régulières pendant 25 minutes environ, jusqu'au moment où l'appendice est "prévenu" que vous êtes en train de manger par l'arrivée de ces sécrétions.

Mais il y a de nombreuses personnes qui digèrent bien, qui ne ressentent aucun désagrément digestif et qui, pourtant, sont en danger. Pour faire taire leur estomac, leur cerveau les pousse à manger plus liquide que solide, la vidange se faisant ainsi plus vite. Il les pousse à fumer une cigarette en fin de repas, ce qui ouvre le pylore. Il les pousse aussi à grignoter entre les repas, de préférence des produits lactés ou sucrés, ce qui éponge et dilue les sucs gastriques acides. Ces personnes sont attirées par tout ce qui est sucré, ce qui fait sécréter beaucoup plus vite nos enzymes pancréatiques, sachant que le reflux vers l'estomac n'est pas détecté par leur cerveau, contrairement aux sucs biliaires.

Pour le Dr Pourtalet, ***ces enzymes sont le plus important facteur de cancérisation cellulaire !***

Les conseils du Dr Pourtalet

- Toujours débuter votre repas par un farineux. Vous pourrez ensuite manger une crudité, une viande, des légumes, que vous associerez à un aliment absorbant (riz, pommes de terre, pâtes sans gluten, pois chiche, etc.) et terminer avec un fruit ou une compote de fruits.
- Évitez de boire en mangeant ou buvez un minimum.
- Méfiez-vous des fritures qui font sécréter plus vite la bile.
- Le matin, ne buvez surtout pas un grand verre d'eau car les sucs bilio-pancréatiques sécrétés la nuit n'auront alors aucun obstacle pour parvenir au côlon. Commencez par un aliment solide qui aura pour vertu d'éponger ces sucs. L'idéal étant le riz. Vous ne boirez qu'ensuite, en petite quantité, en supprimant les aliments sucrés, lactés et les jus de fruits.
- Pour finir, vous limiterez les laitages dont le calcium se fixe en priorité sur les vaisseaux, les cartilages et les organes (cristallin, fibrome, sein). **L'excès de calcium est le plus important facteur de vieillissement vasculaire, tissulaire** (il favorise les rides), articulaire et cérébral, etc.

Quand vous observez toutes les traditions culinaires du monde, vous vous apercevez que chaque culture associe toujours un farineux à ses plats : le riz pour les Asiatiques et les Indiens, les haricots pour les habitants des pays de l'Europe de l'Est, d'Amérique centrale et du Sud, le pain et la pomme de terre pour les Occidentaux. Les traditions ancestrales nous démontrent, une fois de plus, que nos ancêtres, avec leur bon sens, en savaient bien plus que nous, avec toute notre science !

À propos du grignotage

Qui ne s'est pas promené, dans un salon ou sur un marché, et n'a pas goûté de ci, de là, des produits de terroirs ou autres ? Nombreuses sont les personnes qui, sans trop faire attention, grignotent, oh pas grand-chose : un bonbon par ci, un biscuit par là, ou encore un chewing-gum, un café sucré, un verre de jus de fruits ou autre !

Peut-être croyez-vous que c'est sans importance ! Comme vous n'avez pas de problèmes de poids, vous pensez que ce n'est pas grave si vous, ou votre enfant, grignotez toute la journée des bâtonnets de carottes ou des biscuits ! Détrompez-vous !

Il faut entre 4 à 7 heures pour digérer un repas. Plus vous aurez consommé de graisses cuites et de viandes grasses grillées ou poêlées, plus la vidange de l'estomac sera longue. En revanche, si vous cuisinez à la vapeur douce et que vous confectionnez vos sauces avec de l'huile d'olive de première pression à froid, la digestion sera plus rapide. Une fois celle-ci terminée, il y a une contraction spécifique, le complexe migrant digestif (CMI), qui parcourt tout l'intestin grêle, depuis le pylore jusqu'au cæcum. Cette onde péristaltique met à peu près 90 mn pour nettoyer l'intestin. Il suffit que vous mangiez un chewing-gum, un bâtonnet de céleri ou un bonbon pour stopper le péristaltisme et relancer tout le processus de digestion. Grâce au flux liquidien dénué d'aliment qu'il propulse, le CMI nettoie l'intestin et empêche les bactéries et les macromolécules d'y stagner. Si ce processus salutaire est interrompu par la prise d'une boisson sucrée ou de n'importe quel aliment, une partie des éléments néfastes destinés à l'évacuation stagne, puis passe dans le sang, déséquilibre le système immunitaire et encombre l'organisme.

À chaque prise d'aliment, l'intestin synthétise des substances hormonales – dont le *peptide P* et la *leptine* qui coupent l'appétit – et le taux de *ghréline* s'effondre. Un taux élevé de cette dernière hormone provoque une forte sensation de faim.

La sécrétion de *peptide YY* et de *leptine* est diminuée en cas de boulimie et d'obésité. En fait, cette régulation s'estompe en cas de grignotage, en particulier s'il s'agit de produits gras ingérés en dehors des deux principaux repas (fromage, charcuterie, beurre et pâtisserie).

Le mécanisme de sécrétion implique le nerf vague, l'estomac, le pancréas et le cerveau. Très complexe, il ne peut être contrôlé que d'une seule façon : en évitant le grignotage, afin de conserver un mécanisme régulateur intact et de ne pas mourir de faim toutes les deux heures.

L'appétit vient en mangeant ; la faim aussi !

Les cellules de notre intestin se renouvellent tous les trois à quatre jours. Si vous surchargez votre organisme en mangeant trop et trop souvent, vous l'obligez à un surcroît de travail, ce qui entraîne une trop grande activité cellulaire.

"Ce processus", nous dit Robert Masson, *"augmente les mutations de l'ADN potentiellement cancérigènes. Il devient la cause primordiale de la cancérisation du grêle et du côlon, le rôle protecteur des fibres, vitamines et antioxydants semble très secondaire face aux dégâts occasionnés par le grignotage."*

Tout surmenage, qu'il soit intellectuel, physique ou digestif, entraîne une oxydation importante, un vieillissement prématuré et peut générer des maladies dues à l'affaissement du système immunitaire.

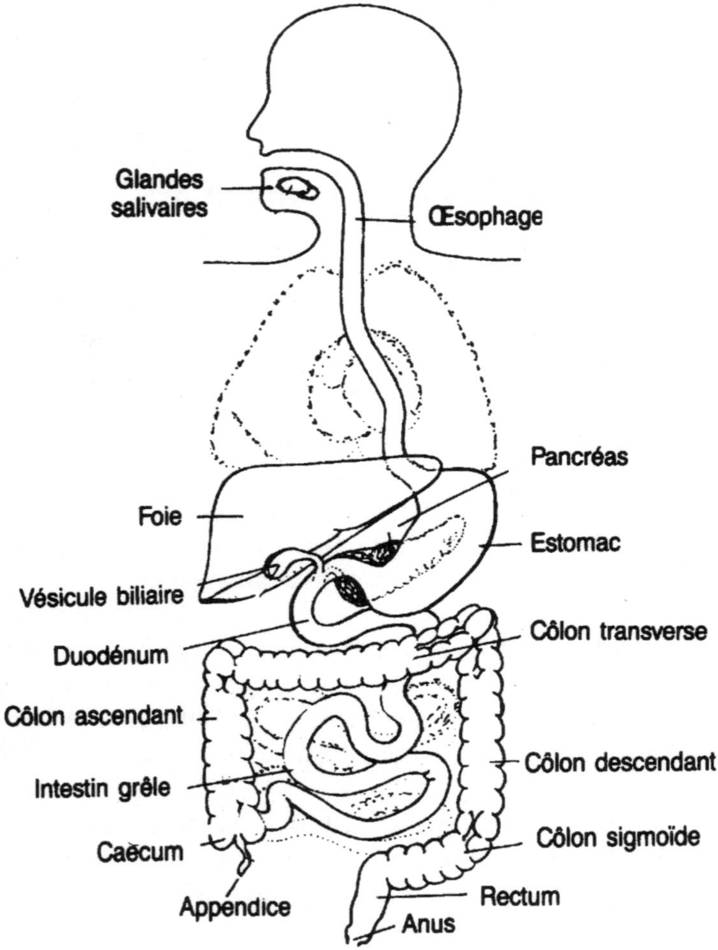

Le tractus digestif

(extrait de *Tissue Cleansing through Bowel Management*,
de Bernard Jensen.)

Grignoter entre les repas peut favoriser des infections à répétition, une prise de poids régulière et attaquer petit à petit votre vitalité. À vous de choisir !

À propos des oméga 3[53]

Quand on parle de graisses, on est face à un gros malentendu : on les accuse de boucher nos artères, de nous donner du cholestérol et de faire grossir, alors qu'elles sont indispensables à notre bonne santé.

Mais il y a graisses et graisses !

- Les **nuisibles**, ce sont toutes les graisses dites saturées : le beurre, la crème fraîche, le saindoux, les fritures[54], l'huile de palme. Notre corps sait les fabriquer lui-même et n'a donc pas besoin d'apports extérieurs, si ce n'est un minimum.

- Les **bénéfiques**, ce sont toutes les graisses insaturées : mono ou poly-insaturées dites essentielles, car le corps ne sait pas les fabriquer et en a un besoin vital. Elles sont impliquées dans de nombreuses activités : cœur, cerveau (il contient 60 % de graisses, en majorité poly-insaturées), yeux, système immunitaire, système nerveux, peau, etc.

Ce sont les Esquimaux qui nous ont mis sur la voie. Des enquêtes révélèrent que ces populations ne souffraient

---

53 NdE : pour de plus amples informations à ce propos, lire *Oméga 3,* du Dr Dominique Rueff, Éditions Jouvence, 2004.

54 Les fritures produisent des acides gras "trans", acides gras transformés en molécules toxiques pour l'organisme.

quasiment jamais d'infarctus et ne connaissaient pas de maladies de peau, comme le psoriasis, ni de troubles inflammatoires, comme les allergies ou les maladies auto-immunes. On s'aperçut alors qu'ils consommaient de grandes quantités de poissons gras riches en oméga 3. En supplémentant des volontaires avec ces oméga 3, on obtint les mêmes résultats : meilleure santé, meilleur moral, meilleure peau, immunité retrouvée…

L'Institut Pasteur de Lille, dirigé par le Dr Lecerf, mena une étude sur les dépressifs avec grand succès. Il y avait un groupe qui consommait des capsules d'huile d'olive (acide gras mono-insaturé) et un autre des capsules d'huile de poissons des mers froides riches en oméga 3. Le résultat dépassa toutes les attentes en très peu de temps : les patients du second groupe dormaient mieux, reprenaient meilleur moral, étaient plus en forme, moins émotifs et ne pensaient plus au suicide.

Du fait de leur rôle majeur pour le cerveau – les oméga 3 facilitent les connexions entre les neurotransmetteurs – on peut étendre leur action à toutes les maladies psychiatriques (autisme, schizophrénie, épilepsie, etc.). Ils protègent également l'organisme contre les méfaits du sport intensif (tendinites, carences minérales, oxydation, mauvaise oxygénation des tissus et du cerveau), mais prennent aussi soin de votre squelette en lui évitant les phénomènes inflammatoires et les risques de perte osseuse (ostéoporose). Ils sont considérés comme les anti-inflammatoires les plus puissants.

Pourquoi les graisses des poissons des mers froides sont-elles plus performantes que celles des poissons des mers chaudes ? Ces graisses, qui ne se figent qu'à partir de moins 40° C – alors que les autres se figent dès 0° C – sont plus souples et protègent mieux l'organisme.

Vous avez sans doute entendu parler du *régime crétois*, riche en noix, en pourpier, en escargots, en fruits et légumes frais, en céréales et légumineuses. Également très riche en polyphénols, en vitamines et en minéraux, ce régime contribue à protéger vos artères et votre santé grâce aux enzymes favorisant la transformation des oméga 3 végétaux (ALA) en EPA et en DHA (oméga 3 animaux). Cette transformation se fait mal chez les bébés, les personnes âgées, en cas de carence en vitamines et minéraux ou de diabète, après une maladie virale, chez les alcooliques et dans certains autres cas.

Il vaudra mieux utiliser les deux sortes d'oméga 3 pour être certain de les assimiler :

- Pour couvrir vos besoins journaliers en oméga 3 végétal (ALA), il faudrait consommer 1 cuillère à soupe d'huile de colza de 1re pression à froid ou 1 cuillère à soupe de graines de lin (trempées la veille ou réduites en poudre au moment de les consommer) ou 5 à 10 noix de Grenoble ou de Pécan.

- Pour les oméga 3 animaux (EPA et DHA), il faudrait manger 70 g de saumon frais sauvage ou biologique, 90 g de sardines, 120 g de thon frais cru ou cuit à la vapeur douce – évitez le thon en boîte qui, du fait des préparations industrielles, a perdu une grande quantité de ses bonnes graisses (les oméga 3 sont très sensibles à l'oxydation de l'air et des cuissons) ou 3 œufs biologiques de ferme ou enrichis en oméga 3.

Si vous n'avez pas envie de manger ce genre de poissons tous les jours, vous pouvez vous supplémenter avec des capsules d'huile de poissons sauvages des mers froides[55] pour couvrir vos besoins. Ces compléments sont garantis sans métaux lourds (mercure) et contribuent à fluidifier le sang et à faire baisser le taux de cholestérol. ***Seules les personnes devant se faire opérer, les hémophiles et les malades sous anticoagulants devront êtres vigilants.***

À propos des modes de cuisson

La cuisson est l'étape ultime de la préparation des aliments. Ce n'est pas tout de manger sans gluten et sans caséine si c'est pour détruire, dans votre cuisine, les éléments vitaux bénéfiques pour votre santé ! La cuisson peut détruire l'aliment, mais aussi fabriquer des substances toxiques.

La maîtrise du feu a toujours été une préoccupation majeure pour l'homme. Il y a plus de 6000 ans, les Chinois inventèrent la cuisson à la vapeur douce. ***"Un peu de chaleur augmente l'énergie, trop de chaleur blesse l'énergie"***, nous disent-ils. Une cuisson trop poussée détruit les enzymes et les vitamines et transforme les minéraux en composés inassimilables.

55 *Eskimo 3* de chez Bionutrics, *Alkoxyl* de chez Lescuyer, *Huile de poisson sauvage ou de saumon + vitamine E* de chez La Royale.

À quoi sert la cuisson ?

Elle sert principalement à deux choses : d'abord, à détruire des éléments qui pourraient se révéler toxiques (virus, bactéries, parasites), ensuite, à attendrir les fibres afin de rendre l'aliment mieux assimilable. Grâce à l'alchimie subtile de la cuisine, les goûts se transforment, s'harmonisent et des parfums délicats se dégagent pour mieux aiguiser notre plaisir et notre appétit.

Les cuissons toxiques

Les conséquences des cuissons traditionnelles devraient nous faire réfléchir : les vitamines sont détruites par des températures supérieures à 47° C (sauf à la vapeur) ; en milieu sec comme en milieu aqueux, les enzymes ne résistent que jusqu'à 60° C (sauf à la vapeur douce qui tolère 95° C à une température constante) ; les molécules sont dégradées, dénaturées et changent de structure physique à haute température (plus de 110° C). Ainsi, certaines protéines qui auraient dû servir à la construction de notre corps deviennent inutilisables par l'organisme.

C'est toute la différence entre le vivant et le mort. Les cuissons classiques tuent les éléments vitaux. Les molécules changent de propriété et deviennent des substances inassimilables, voire parfois des poisons. La *réaction de Maillard* est la réaction la plus connue : c'est une réaction entre les acides aminés et les sucres qui peut se produire à température ambiante, mais qui est fortement accélérée par la chaleur sèche. Elle entraîne des brunissements (caramélisation, dorage des rôtis et des biscuits, du pain) et des saveurs agréables. Mais ses inconvénients sont plus nombreux : la liaison produite entre les sucres et les acides aminés ne peut être rompue sur le plan enzymatique. Les acides aminés sont ainsi bloqués et deviennent biologiquement inefficaces. Ceci d'autant plus que, dans un deuxième temps, ils sont tout simplement détruits et les substances ainsi formées vont, à leur tour, démolir les acides aminés non touchés jusqu'alors.

On a pu constater que certains produits de la réaction de Maillard avaient des propriétés toxiques : l'intensité de la réaction est proportionnelle à la chaleur appliquée (temps + durée). La caramélisation du sucre peut aussi produire des dérivés mutagènes – donc cancérigènes. Ces substances sont très proches du goudron (benzopyrène, hydrocarbures aromatiques polycycliques, rencontrés surtout dans les viandes et les poissons grillés ou fumés).

• Les grillades

Lors d'un symposium médical à Toulouse, en 1981, il a été clairement énoncé qu'une grillade au barbecue, sur charbon de bois, contenait l'équivalent, en goudrons, de 1000 cigarettes inhalées. Ces goudrons attaquent les muqueuses en général, qu'il s'agisse des muqueuses pulmonaires ou intestinales, tout aussi fragiles les unes que les autres. Préférez, si vous devez les utiliser, les barbecues verticaux pour éviter l'embrasement des braises au-dessus de la viande. Devant le feu, le risque est moindre.

• Le four à micro-ondes

D'un point de vue biochimique, les vitamines ne sont pas plus détruites que dans un four normal. Les minéraux seraient même moins altérés. [illegible] de vue biophysique, on observe [illegible] de structure. *The Lancet,* journal [illegible] que connu pour son sérieux, nous [illegible] ées

1980, que des chercheurs, après avoir passé un échantillon de lait de vache au four à micro-ondes, avaient observé qu'un acide aminé (la *L.Proline*[56]), s'était transformé en une substance toxique pour le système nerveux, le foie et les reins (la *D.Proline*[57]). Quelques secondes suffirent pour observer ce phénomène. D'autre part, la physique quantique nous révèle l'importance des électrons dans la vie. Le four à micro-ondes les désactive complètement.

L'importance des électrons

Les cellules du corps fonctionnent comme des piles, avec un pôle positif (les protons) et un pôle négatif (les électrons). Si le pôle positif prédomine, c'est la mort du système ; si le négatif est en plus grand nombre, c'est la vitalité et le renouveau du système qui sont entravés, car les électrons favorisent les réactions métaboliques et les échanges cellulaires. *"Notre santé et notre vitalité dépendent entre autres de la richesse électronique de notre corps",* nous dit Didier Rauzy, spécialiste en bio-électronique. Or, notre mode de vie moderne est très appauvrissant : les eaux traitées au chlore ou à l'ozone, les radicaux libres, les modes de conservation industriels et les cuissons trop fortes ou trop prolongées détruisent les électrons. Notre corps s'oxyde plus rapidement, vieillit et prépare lentement le terrain à l'apparition des maladies dégénératives (allergies, asthme, cancers, etc.).

---

56 L pour lévogyre, car la molécule tourne à gauche.
57 D pour dextrogyre, car la molécule tourne à droite).

• **Les fritures**
Presque toutes les huiles sont raffinées[58], puis soumises à une désodorisation par élévation de la température, de 120° à 250° C, durant plusieurs heures. On les surchauffe ensuite pour confectionner des frites ou des beignets. Et c'est là qu'apparaissent des substances toxiques, comme les *acroléines,* très irritantes pour les muqueuses.

• **La cuisson à la vapeur sous pression**
Beaucoup de ménagères y ont encore recours. Sachez que le fait de mettre les aliments sous pression – même si, par la suite, on baisse la température – détruit les vitamines et précipite les minéraux, les rendant inassimilables.

Sommes-nous pour autant obligés de revenir à l'âge des cavernes et nous condamner – comme la tribu de Rosny dont le feu était mort – à ne plus manger que la chair crue et la plante amère ? Non, car il y a des cuissons bénéfiques.

Les cuissons bénéfiques

- **La cuisson en croûte de sel :** elle permet d'éliminer les graisses qui sont pompées par le sel sans pour autant créer de substances toxiques ; le sel faisant écran entre la chaleur et l'aliment.

- On peut observer le même phénomène avec la cocotte **Römertopf.** Mais veillez à ne pas consommer le jus qui contient toutes les toxines et les graisses !

---

58 À l'exception de l'huile d'olive vierge de 1re pression à froid, seule huile provenant d'un fruit et non d'une graine.

- **La cuisson au bain-marie** est excellente pour les céréales et les préparations liquides. Elle respecte la nature du produit, le cuit en douceur et ne dépasse jamais 100° C.

- **Le mijotage** permet d'obtenir des ragoûts et des potées subtiles. Mais veillez à obtenir un bouillon de mijotage (99° C) et non d'ébullition (+ de 100° C). Le mijotage se reconnaît aux fines bulles alors que le bouillon d'ébullition éclabousse en faisant de grosses bulles. Le mijotage préserve les sels minéraux alors que l'ébullition les transforme et les rend inassimilables. Les vitamines et les enzymes sont détruites dans les deux cas.

- **La cuisson à l'étouffée** est une méthode qui préserve les sels minéraux, mais qui ne permet pas d'extraire les éléments toxiques (pesticides, toxines, graisses de surcharge).

- **La cuisson à la vapeur douce** (95° C) est de loin **la cuisson idéale et la plus respectueuse.** Elle préserve les éléments nutritifs (vitamines, enzymes, minéraux) tout en débarrassant le produit de ses toxines naturelles (graisses, purines, bactéries) et artificielles (pesticides). ***Ce mode de cuisson respecte l'intégrité des aliments et permet de cuisiner sans sel ; les sels minéraux des végétaux restant intacts, ils sont toujours présents au goût.*** Cette cuisine a l'avantage d'être très rapide et de ne pas dégager d'odeurs désagréables dues à la destruction des aliments. La nourriture ainsi consommée quotidiennement est vivante, riche en électrons, plus légère et elle a plus de goût.
  Elle accompagne merveilleusement bien l'alimentation sans gluten et sans caséine.

QUATRIÈME PARTIE

Témoignages

Mauricette Alessandri – Paris

Je rentrais de vacances en Normandie, ayant bien profité de la cuisine locale à base de blé et de lait de vache. Mon état de santé était particulièrement inquiétant : je maigrissais à vue d'œil, j'étais victime de ballonnements, de flatulences ; tout ce que je mangeais était immédiatement rejeté par des diarrhées fort douloureuses. Je n'avais plus de muscles et souffrais de douleurs articulaires. De plus, j'avais des pertes de mémoire importantes et me sentais totalement dépressive.
La médecine traditionnelle ne pouvant rien, je m'entends dire que tout cela "est dans la tête" ! Depuis que je vous ai rencontrée, j'ai suivi vos conseils : j'ai donc totalement supprimé le gluten et les laitages de vache et de brebis de mon alimentation. Je fais mes courses avec de bonnes lunettes et une loupe pour lire

les étiquettes car ces substances se trouvent un peu partout ! J'ai conservé mes anciennes recettes et je remplace tout simplement le lait de vache par du lait de riz ou de soja, la farine de blé par de la farine de riz, de quinoa ou de millet pour les plats salés et, pour les desserts, j'utilise de la farine et du lait de châtaigne ou de coco. Je fais mon pain moi-même, que je cuis au Vitaliseur[59], c'est rapide et délicieux. Je me régale et sors de table rassasiée et heureuse ! Je mange dans les restaurants chinois, japonais et tibétains.
Aujourd'hui, à 63 ans, j'ai retrouvé une forme olympique et un moral à toute épreuve. Je ne prends jamais de médicaments ; vous m'avez appris à gérer mon assiette tout en conservant le plaisir d'être à table.

Liliane Huray – Haute Rivoire

Cela faisait longtemps que, progressivement, je perdais mon entrain. J'étais de plus en plus triste et n'avais plus de goût à rien. En 2003, ma fatigue est devenue un épuisement presque total. Je devais me concentrer à l'extrême pour conduire et devenais un danger public car mes réflexes m'abandonnaient.
J'avais déjà réduit les laitages suite à des douleurs intolérables dans les genoux. Celles-ci disparurent. Le pire, c'étaient les migraines dont je souffrais depuis plus de 3 ans, qui devenaient de plus en plus fréquentes et de plus en plus douloureuses. J'en suis même arrivée à penser à la mort. J'ai donc supprimé tous les laitages fin 2003.
Après vous avoir écoutée, je supprimais également le gluten début 2004. Moi qui faisais mon pain moi-même

59 Le Vitaliseur de Marion – www.vitaliseur.com.

depuis 2 ans ! Mais j'étais prête à tout pour me sortir de là. 3 mois plus tard, tout était rentré dans l'ordre. Mes migraines s'espaçaient de plus en plus et devenaient moins intenses, ma fatigue diminuait et, progressivement, je retrouvais ma joie de vivre. Mon état s'améliore de jour en jour. La couleur de mon teint a changé, ma peau est moins ridée. Une amie, qui me voit régulièrement, m'a dit : "Comme ta peau a changé, tu as une super-crème ou quoi ?" Maintenant, je peux veiller le soir alors qu'avant, j'étais trop exténuée pour le faire. J'ai retrouvé mes réflexes en voiture et peux conduire sur de longues distances, ce qui était inenvisageable avant !

Claudine Moinet – Paris

Après que vous m'avez dit que j'étais probablement intolérante au gluten, de retour chez moi, je consultais mes livres d'alimentation et m'achetais un ouvrage de recettes sans gluten. Depuis que j'ai supprimé le pain et tout ce qui contient du gluten, ma vie s'est transformée, ou plutôt mes nuits. Enfin, je dors et ressens tellement moins de bouffées de chaleur ! Depuis 22 ans que je passe mon temps à lire entre une heure et quatre heures du matin... et que tous les traitements restaient vains pour les bouffées de chaleur ! Merci, Marion !

Carole – Avignon

Dès le troisième jour de suppression du gluten, j'ai senti la différence : c'était comme si un voile se soulevait, de la poussière qui me recouvrait, qui m'enlisait psychologiquement et dont je ne savais rien... sauf une

chose : le manque de goût, qui me submergeait davantage chaque jour, s'était littéralement envolé. Moi qui n'étais jamais en forme avant 17 heures, je me levais avec confiance et bonheur !
Je me rends compte aujourd'hui que j'étais bel et bien dépressive… Pas étonnant que mes T4 (je suis séropositive depuis 1994) stagnaient en dessous de la barre fatidique des 200, et ce depuis près de 2 ans. En 3 mois à peine, j'atteignais les 270. Inutile de dire que j'ai sauté de joie à l'annonce de ces résultats. Mon médecin n'a pu que m'encourager à continuer ce régime. J'ai enfin retrouvé une certaine sérénité. Notre organisme est un tout, cette conscience nouvelle de se nourrir, je la sens de plus en plus, elle me procure force et bien-être physique, et le mental n'a plus qu'à suivre. Merci, Marion, de m'avoir permis de comprendre !

Catherine S. – Var

Sachez que déjà… seulement en appliquant très strictement vos conseils nutritionnels, j'ai ressenti, au bout d'une semaine, un énorme bien-être. Je n'ai plus de maux de ventre et mon transit s'est même régulé ! C'est tellement agréable de ne plus souffrir, moi qui souffrais depuis de longues années !

Véronique – Var

J'ai repris plus sérieusement le régime sans gluten et déjà quelques jours après, je dormais beaucoup mieux ! Je vais donc suivre vos indications. Merci encore !

Simon Blanchard – un jeune adulte autiste Asperger en attente de diagnostic

(Source : “La diète sans caséine et sans gluten”, article paru dans *L'Express,* printemps 2000.)

« La diète sans caséine et sans gluten doit être planifiée d'avance et la personne qui la suit est privée de la quasi-totalité de ses aliments favoris. La raison pour laquelle le régime est si difficile provient de la dépendance de l'autiste à ces aliments, la caséine se trouvant dans les produits laitiers et le gluten dans le blé, l'avoine, le kamut, la semoule, le seigle, l'orge, l'amidon. Donc, plus l'autiste ressent le besoin de blé et de produits laitiers, plus ce régime lui sera probablement utile. Avec ce régime, la dépendance gluten/caséine disparaît en quelques semaines.

Les autistes qui sont plus ou moins fonctionnels peuvent penser que le régime n'est pas très utile pour eux. Je dois les avertir qu'une déformation du jugement est présente chez les personnes dépendantes. Moi qui suis rationnel à l'extrême et peu émotif, j'ai été surpris de constater l'ampleur de la déformation du jugement. Après de longues réflexions, j'en suis venu à la conclusion que la seule présence de cette déformation prouvait une dépendance. Je ne voulais pas qu'un traitement soit exclu sans bonne raison, alors j'ai décidé de commencer le régime aussitôt pour servir d'exemple au groupe Asperger et, je l'espérais, pour guérir.

J'ai débuté en ne prenant pas plus d'un repas avec gluten par quatre jours et pas plus de deux cuillères à soupe de lait par jour. Trois mois après le début de cette diète, la moitié de mes symptômes ont disparu. Mon visage a pris des traits moins rigides et je peux lire la plupart des émotions sur le visage des autres ;

par exemple, trouver du regard les personnes qui ne comprennent pas bien les discussions du groupe fut pour moi une révélation. Mon sens de l'orientation s'est aussi amélioré. De plus, j'ai l'air moins excentrique et je peux me faire des amis plus facilement.

Je recommande fortement ce régime. Je recommande même que la famille de l'autiste le suive aussi pour apporter un soutien moral et pour éviter la présence constante de tentations dans le réfrigérateur !
Pour l'implantation du régime, je suggère le protocole suivant :

- *Faites vos achats nécessaires tout en vérifiant ce qui contient quoi.*
- *Faites le régime de façon rigide : ni gluten, ni caséine.*
- *Essayez un nouvel aliment ou enlevez un aliment à la fois et observez les changements.*
- *Attendez un ou deux jours entre les tests.*
- *Effectuez ces mêmes tests une deuxième fois au bout d'un mois pour en avoir la certitude. S'ils produisent le même résultat, mettez-les sur la liste "OK" ou "interdit", selon le cas.*

Après deux ou trois mois, testez **très progressivement** *le niveau de tolérance à de petites quantités de gluten/caséine (une portion tous les quatre jours). Quand vous constatez quelle quantité cause un retour perceptible des symptômes, divisez cette quantité par deux ou trois pour obtenir la quantité sécuritaire. Il est possible qu'il n'y ait aucune tolérance.*
Ce régime peut manquer de calcium, il faut donc en ajouter dans votre diète. Par exemple, prenez le jus d'orange Minute Maid *fortifié en calcium. Je n'ai pas pu me payer des multivitamines, mais je l'aurais fait si j'avais eu les moyens. Je suggère de prendre un peu*

de multivitamines/minéraux pour éviter des carences nutritionnelles. Aussi, certains parents croient qu'il est de leur devoir de donner beaucoup de lait de vache à leurs enfants. Ce n'est pas vrai car le lait de vache est fait pour les veaux ! Aussi, l'intolérance au soja disparaît en l'absence totale de produits laitiers. [...] Et si vous pensez que ce régime coûte cher, pensez donc à ce que coûte le lait... Vous verrez que ce régime est économique.

Il est possible que le régime ait fonctionné pour moi et qu'il ne réussisse pas pour vous, mais si je vous ai au moins convaincu d'essayer (personnellement, je trouve que le coût de ne pas essayer est plus élevé !), soyez gentils et transmettez vos résultats au groupe pour aider les autres à identifier les aliments-problèmes inattendus et les alternatives. »

❍ ❍ ❍

J'ai reçu ainsi de nombreux témoignages de guérison... La plus spectaculaire est celle d'une personne de Bretagne qui m'avait été envoyée par un médecin – qui ne savait plus que faire avec elle. Il l'avait corrigée sur le plan hormonal, sur son terrain et avait fait rechercher d'éventuelles intolérances alimentaires : ni le gluten, ni le lait ne sortaient alors. Malgré tout, je la mis au régime sans gluten et sans caséine. Elle qui, depuis plus de 20 ans, souffrait de douleurs atroces, de gonflements, d'évanouissements, régla en quelques semaines 80 % de ses symptômes. Elle n'était donc pas intolérante au gluten et à la caséine, mais **allergique** ! Et les laboratoires n'ont pas su le détecter !

C'est la raison pour laquelle je vous encourage, même si, après analyses, il ne ressort pas forcément une intolérance au gluten et à la caséine, à les supprimer au moins un mois pour observer les changements éventuels.

S'il ne se passe rien, vous aurez fait une expérience.

Si vous ressentez une amélioration considérable de votre état de santé, ne trouvez-vous pas que cela valait la peine d'essayer ?

Informations pratiques sur le régime sans gluten et sans caséine (SGSC)

Le texte qui suit provient de témoignages publiés sur infoTED par Marie-Christine et par Sylvie, deux parents du Québec qui ont entrepris des régimes sans gluten pour leurs enfants et qui m'ont donné l'autorisation de rependre leur message pour aider les parents à la recherche d'aliments sans gluten et sans caséine.

« Le régime SGSC est sans doute l'une des premières approches préconisées par les médecins du DAN : qu'il s'agisse de candida ou autres micro-organismes (la suppression des produits laitiers et du gluten est fortement conseillée pour limiter les aliments augmentant cette prolifération), d'intolérances à ces produits (théorie de l'excès opiacé), de la perméabilité intestinale et, en préliminaire, pour une meilleure efficacité des traitements à la sécrétine ou à la vitamine A.

Rappelons également qu'en aucun cas, une manipulation du régime diététique ou des processus métaboliques peut guérir une personne autiste. Par contre, elle peut améliorer son comportement et, par conséquent, la qualité de vie de certains enfants et de leur famille... D'autres ne répondent pas à ce traitement, ce qui nous rappelle la complexité et la diversité des origines du problème. À moins de pouvoir recourir à des examens précis, comme la recherche de peptides urinaires ou d'anticorps antigliadine et anticaséine (ce à quoi nous nous attachons comme requête auprès du Ministère de la santé, au sein d'un protocole examens précis et nouveaux), fiez-vous à vos observations et convictions personnelles sur la manière dont réagit votre enfant après l'ingestion de certains aliments (rougeurs au visage, diarrhée, constipation, démangeaisons, ballonnements, gaz, hyperactivité) ou tout simplement à son attirance un peu trop sélective et excessive pour certains aliments.

Ce régime vaut la peine d'être essayé, en respectant une certaine rigueur, au moins sur un laps de temps de 3 mois. Si, effectivement, ça ne marche pas, ça ne sera pas plus dramatique que d'avoir essayé des neuroleptiques qui, eux, ont des effets secondaires à long terme, désormais reconnus. [...] Indépendamment de la recherche de médecins, je mentionnerai une très récente étude portant sur la relation entre l'alimentation et les troubles du comportement. Il s'agit de 40 pages de rapport intitulé "Diet, ADHD and Behavior" par le Center for Science in the Public Interest (site internet : www.cspinet.org). Ce rapport étant en anglais, je vous donnerai juste un élément de la conclusion qui dit : "Dénigrer le fait que certains ingrédients alimentaires puissent exacerber les problèmes de déficit d'attention, d'hyperactivité et autres troubles du comportement traduit l'ignorance de la recherche scientifique, et refuser cet aspect de la recherche met en grand danger le bien-être de ces enfants."

Il faut savoir que les produits laitiers s'éliminent assez rapidement (quelques jours), mais qu'il ne s'agit pas

uniquement du lait de vache, comme certains le pensent ; le lait de chèvre, tous les fromages, les yaourts, la crème et le beurre en font également partie. Le gluten peut prendre de 8 mois à 1 an pour une élimination complète.
Gardons à l'esprit que ce régime est extrêmement astreignant et rigide et que la collaboration de tous les intervenants auprès de votre enfant est nécessaire. Cette démarche comprend la lecture de toutes les étiquettes des produits de supermarché car ces deux protéines défendues ont la fâcheuse manie de se retrouver dans toute notre alimentation (saucisses, conserves, etc.) et se cachent souvent dans des additifs, conservateurs ou produits de substitution que leur seul nom ne laisse pas supposer : tel qu'arôme artificiel, amidon modifié, protéine végétale hydrolysée…
Ce régime fonctionne d'autant mieux que l'enfant est jeune puisque l'assaut des produits en cause sera récent. Gardez à l'esprit que des aliments autres que le blé ou le lait peuvent également être un vrai problème. On observe souvent une période de régression et d'augmentation des symptômes connus qui correspond à la période de sevrage et qui, en soi, est un bon indice de l'efficacité du régime. Ne pas oublier, en revanche, d'apporter, pour un enfant entre 1 et 10 ans, la dose nécessaire de calcium de 800 à 1000 mg par jour. Si l'enfant boit un grand verre de lait de riz fortifié ou de soja ou de pomme de terre, ce but sera alors atteint.
En magasin d'aliments naturels, il faut se méfier car il existe un rayon sans gluten, mais pas encore de rayon sans gluten ET sans caséine. Vous trouverez les produits suivants qui ont été vérifiés et déclarés exempts des deux protéines :
- *Les* **substituts du blé** *: l'amarante, la farine de riz, le maïs (bien que celui-ci soit souvent mal toléré),*

les lentilles, le millet, la fécule de pomme de terre, la farine de pomme de terre, la farine de quinoa, les céréales de riz, le soja (vérifier également la tolérance), la farine de sorghum, le tapioca. La farine de sarrasin est également à éliminer car elle est souvent contaminée par d'autres farines.

- *Concernant les* ***additifs et conservateurs, à bannir absolument :*** *le glutamate monosodique GSM, les huiles et toutes matières grasses hydrogénées ;* ***à éviter :*** *les nitrites et nitrates (dans les saucisses et viandes froides principalement), les amidons modifiés, les colorants et autres exhausteurs de goût.*
- *Les* ***vinaigres acceptés :*** *ceux à base de riz, de maïs, de pomme de terre, de cidre de pomme, de vin rouge ou blanc, le vinaigre balsamique ;* ***ceux non permis :*** *le vinaigre de malt et les vinaigres aromatisés.*
- ***Préférer l'huile d'olive et les huiles de 1re pression à froid.***
- *Tous les fruits, légumes et viandes fraîches, sans oublier les frites, les chips, et les chips de maïs.*

Mon fils comprend très bien le régime et peut même l'expliquer avec ses mots aux autres. Il ne se plaint pas du tout de privation. Étant allergique moi-même à plusieurs aliments, j'ai l'habitude de lire les étiquettes de tous les produits avant d'acheter quoi que ce soit. On s'y habitue vite et on accepte, au fur et à mesure, les petites privations. Lorsqu'on commence un tel régime, il est très important de planifier et de trouver des petites gâteries permises pour les substituer aux goûters de blé, aux yaourts ou autres produits à base de lait ou de gluten. Ce régime n'est pas pire que d'être végétarien, diabétique ou de suivre une Montignac.
J'espère que mes informations vous aideront. »

Sylvie

Conclusion

Peut-être arrivez-vous à la fin de cet ouvrage après avoir expérimenté ce nouveau mode alimentaire. Dans ce cas, vous avez sans doute obtenu des résultats et vous vous sentez de mieux en mieux dans votre corps.

J'aimerais toutefois ajouter quelque chose : l'alimentation, vous l'avez compris, représente un des meilleurs moyens d'action pour préserver ou retrouver l'état de bonne santé.

Nous mangeons trois fois par jour et ceci, 365 jours par an, ceci est indéniable. Nous respirons en permanence, et ceci des milliers de fois par jour, mais nous respirons mal. Pour que cette respiration nous apporte de l'énergie et de la vitalité, nous devons pratiquer un sport, quel qu'il soit : marche active, jogging, yoga, art martial, tennis, golf, équitation, vélo, foot, etc., sans oublier des exercices d'assouplissements, seuls garants de la souplesse de vos articulations à long terme. Deux fois par semaine est un minimum, plus, si vous pouvez.

La santé est un tout. Sachez maîtriser ce qui est en votre pouvoir : votre alimentation, votre respiration et, à un autre niveau, vos émotions…

Mais ceci est une autre histoire !

Mes remèdes préférés

Les pré- et probiotiques rééquilibrent naturellement l'écosystème intestinal en le purifiant et en restaurant la flore intestinale. Ils améliorent la digestion, régulent le transit et permettent de diminuer les fermentations et les ballonnements. Ils réduisent les effets néfastes des antibiotiques. De plus, ils préviennent les diarrhées d'origines diverses, réduisent l'intolérance au lactose, détoxifient et protègent des toxines.

Ce que doivent apporter les pré- et probiotiques :

- Ils doivent comporter plusieurs souches bactériennes.
- Ils doivent être associés à des prébiotiques pour supporter les bactéries de la flore intestinale.
- Ils doivent être associés avec un substrat pour apporter des nutriments aux bactéries.
- Ils doivent être présentés en poudre plutôt qu'en gélules ou en comprimés, car le fait de les diluer dans l'eau permet une survie plus longue des bactéries dans le tube digestif.
- Ils doivent être stables dans le temps.
- Ils doivent avoir une activité biologique.

- Ils doivent survivre lors du passage dans le tractus gastro-intestinal.
- On doit retrouver les bactéries vivantes dans les selles.
- Les bactéries doivent adhérer à la paroi intestinale.
- Ils doivent être capables d'éliminer les germes indésirables.
- Ils doivent influencer favorablement la réponse immunitaire et faire la preuve de leur efficacité.

❍ ***Lactospectrum* du Laboratoire Le Stum** répond à toutes ces qualités car :
- il est composé de 10 souches bactériennes différentes (1 milliard de germes par gramme),
- les 10 souches bactériennes (probiotique) dont associées à un prébiotique (inuline de chicorée enrichie),
- sa matrice, composée d'un substrat qui apporte des nutriments aux bactéries, est associée à un mix qui augmente l'activité biologique des bactéries,
- il est présenté en sachet de poudre à diluer dans de l'eau,
- sa durée de vie et sa stabilité sont garanties 2 ans,
- les bactéries sélectionnées sont stables, vivantes et résistent au passage gastro-intestinal,
- les bactéries adhèrent à la paroi intestinale et favorisent l'élimination des germes indésirables.

Posologie conseillée : en cure de 20 jours par mois, pendant 2 à 3 mois, à raison d'un sachet dilué dans un verre d'eau (laisser reposer 10 minutes pour que les bactéries revivent), le soir au coucher.

❍ ***Ergyphilus* de chez Nutergia**

Ergyphilus est un probiotique scientifiquement équilibré en lactobacilles et bifidobactéries. Il apporte la souche *Lactobacillus rhamnosus GG* aux propriétés

essentielles démontrées par les nombreux travaux de l'Institut Rosell (Canada).
Il contribue à restaurer l'équilibre de la flore intestinale, il stimule l'immunité, favorise la digestion du lactose et améliore la digestibilité et l'assimilation des nutriments et minéraux. Il faudrait en consommer 2 à 4 par jour au cours des repas.
On peut l'associer à *Entezym* (association originale de prébiotiques issus de fibres de fruits, de résidus fermentés de sarrasin et de riz, et de glutamine. Ces éléments renforcent l'activité enzymatique et l'équilibre bactérien au niveau intestinal et favorise la régénération des entérocytes.
Posologie conseillée : de 2 à 4 cuillères à café par jour, diluées dans un peu d'eau ou dans une compote au cours des repas.

❍ ***Pro-biotic Plus* de chez Bionutrics**
Pro-biotic Plus contient des enzymes qui optimisent la digestion des amidons et de la cellulose, plus des bactéries intestinales symbiotiques pour le soutien de la flore intestinale et l'optimisation de l'immunité contre les bactéries et moisissures indésirables. Ce probiotique est conseillé aux personnes qui mangent beaucoup de légumes.
Posologie conseillée : 1 gélule à chaque repas.

❍ ***Enterogenic Concentrate* de chez Bionutrics**
Ce probiotique est conseillé aux personnes carnivores qui mangent peu de légumes et de céréales.
Posologie conseillée : 1 gélule à chaque repas.

❍ ***Xenosulf* de chez Le Stum** est un puissant détoxifiant. De par sa composition (plantes et algues : extraits de pissenlit, de romarin, d'olivier, de spiruline enrichie

en sélénium, de chlorelle), il favorise la purification et l'élimination des polluants qui perturbent le bon fonctionnement de notre organisme. La chlorophylle et les polysaccharides ont un pouvoir de chélation considérable du mercure, du plomb et du cadmium. L'alginate accentue son rôle de chélation et prévient des aigreurs d'estomac et aurait un rôle antiviral, de même que la feuille d'olivier. La spiruline et le sélénium jouent un rôle important dans le processus de défense contre les radicaux libres et leurs méfaits. La racine de pissenlit, riche en inuline et en lactone est utile contre les troubles hépato-vésiculaires. Elle augmente la sécrétion de la bile et facilite son évacuation, jouant ainsi un rôle laxatif. Son usage est reconnu pour améliorer le système digestif et excrétoire ainsi que pour purifier et assainir l'organisme. Le romarin est efficace pour combattre de nombreuses bactéries et champignons qui parasitent le tube digestif et les voies respiratoires.
Posologie conseillée : 2 gélules par jour pendant 20 jours suffisent pour éliminer les excès de mercure, de plomb, de cadmium et d'aluminium apportés par les aliments, l'eau ou les amalgames dentaires.

❍ ***Griffonia simplicifolia* du Laboratoire La Royale**
La *griffonia* contient du tryptophane 5 http, qui est un acide aminé essentiel. L'hydroxytryptophane est contenu dans les graines de cette plante d'Afrique. C'est un précurseur de la dopamine, mélatonine (régulateur du sommeil), noradrénaline, bêta-endorphine. C'est aussi un des rares acides aminés indispensables à la synthèse de la sérotonine. Produit naturel, la *griffonia* assure un réapprovisionnement régulier de nouvelle sérotonine immédiatement utilisable, grâce à la présence de son précurseur direct dans ses graines.

Posologie conseillée : 2 gélules le matin et 4 gélules à 16 heures + 4 gélules de millepertuis avant le dîner pour retrouver un bon sommeil.

❍ ***Millepertuis* de chez La Royale**

L'*huile de millepertuis* est excellente pour les plaies : elle a un effet analgésique, anti-inflammatoire et cicatrisant. À la fin du siècle dernier, un chercheur américain a décrit une action bénéfique du millepertuis dans le traitement des dépressions légères, des troubles du sommeil et de l'humeur et en cas de stress.

Posologie conseillée : en cures d'1 à 2 mois, à raison de 2 gélules avant chaque repas. Les grands stressés peuvent prendre 2 gélules le matin et à midi et 4 gélules à 17 heures.

❍ ***Huile vierge de périlla* de chez La Royale**

La *périlla* est une plante de la famille des lamiacées dont font partie la menthe, le romarin, le basilic, la sauge et le thym. Elle contient plus de 65 % d'oméga 3 (acide alpha-linolénique) qui permet une bonne croissance et une protection contre les neurotoxiques. Ses principales fonctions, outre de fluidifier le sang, sont de prévenir les maladies cardiovasculaires, les infarctus, les problèmes vasculaires au niveau du cerveau, les symptômes du syndrome prémenstruel. On l'utilise aussi pour prévenir certaines maladies de la peau, comme l'acné et le psoriasis ; pour traiter la maniaco-dépression, la schizophrénie, l'épilepsie et les dépressions en général. L'acide gras essentiel oméga 3 de l'*huile de périlla* agit aussi sur le système digestif et combat les inflammations qu'engendrent l'arthrite rhumatoïde, l'asthme et certaines allergies. En effet, cette huile normalise la production des immunoglobulines, qui est excessive chez les allergiques.

Posologie conseillée : en cure de 3 mois, à raison d'1 gélule 3 fois par jour, avant les repas. Pour un effet coup de fouet, vous pouvez en consommer jusqu'à 6 gélules par jour.

- ***Huile de Haarlem* de chez La Royale**
  Elle est composée d'huile de lin, d'essence de térébenthine et de soufre. Elle nettoie efficacement tout l'appareil digestif ainsi que les voies respiratoires.
  Posologie conseillée : 1 gélule avant le dîner, pendant 1 mois.

- ***Eskimo 3* de chez Bionutrics**
  À cause de la pollution des océans, de grandes quantités de produits toxiques sont stockées dans la graisse du poisson, de sorte que le poisson gras ne peut plus être considéré comme sain à la consommation. *Eskimo 3* contient des graisses purifiées qui éliminent les résidus de métaux lourds et de pesticides. Cette huile 100 % naturelle contient 38 % d'acides gras oméga 3 riches en EPA et en DHA, directement assimilables sans l'aide d'enzymes digestives. Les autres pourcentages représentent des acides gras favorables et des antioxydants (vitamine E naturelle).
  Posologie conseillée : 3 capsules par jour en entretien et 6 par jour pour un effet coup de fouet.

- ***Huile de poissons des mers froides* de chez La Royale,** riche en oméga 3 assimilable.
  Posologie conseillée : 2-3 le matin et 2-3 le soir.

- ***Huile de saumon + vitamine E* de chez La Royale,** riche en oméga 3 assimilable.
  Posologie conseillée : 2-3 le matin et 2-3 le soir.

- **Des oméga 3 hydrosolubles : *Vectomega*® de chez Le Stum**

  Vectomega®, complément alimentaire riche en phospholipides (constituants des membranes cellulaires) et en oméga 3 (EPA/DHA), présente de nombreux avantages par rapport aux huiles de poisson classiques. Extraits du saumon par un procédé français breveté, les phospholipides de *Vectomega*® transportent rapidement les oméga 3 vers les tissus cibles (cerveau, rétine, foie, seins, artères, muscles) en les protégeant naturellement de l'oxydation et en leur assurant une meilleure capacité d'intégration à l'intérieur des membranes des cellules (voie la plus efficace). Grâce à un apport en EPA et DHA dans les bonnes proportions, *Vectomega*® respecte les besoins de l'organisme et le protège du vieillissement. Sous forme de comprimé, *Vectomega*® est un produit sûr (non toxicité prouvée), très bien digéré et toléré. Avec une rapidité d'action remarquable, il répare les dommages au niveau des membranes cellulaires, contribue à prévenir les risques cardiovasculaires, améliore la qualité de vie (sommeil, mémoire, concentration, tonus) et est utile dans toute situation inflammatoire.

  Étant hydrosoluble (soluble dans l'eau et non pas dans les graisses), vous n'aurez aucune remontée désagréable.

- **Les Acti-Biotiques de chez Parinat**

  Il existe une alternative aux probiotiques, constituée par “Les Acti-Biotiques” ou L.A.B®. À la différence des germes vivants probiotiques, les Acti-Biotiques sont constitués de composés thermostabilisés, c'est-à-dire stabilisés par la chaleur. Le principe de ces Acti-Biotiques est de relancer le système digestif propre à chaque individu. En effet, nous sommes tous naturellement différents : chacun de nous possède une flore intestinale personnelle, différente de son voisin ; il serait possible d'identifier une personne en analysant sa flore, comme avec ses empreintes digitales ou son ADN. À l'opposé des probiotiques qui apportent un mélange de germes extérieurs visant à remplacer la flore personnelle, les Acti-Biotiques réactivent durablement la flore dans sa composition individuelle.

Outre cet effet favorable sur la flore, les Acti-Biotiques exercent un effet direct et actif sur les muqueuses digestives, notamment une normalisation des échanges entre l'extérieur et l'intérieur de notre corps. Ces échanges concernent bien sûr la nutrition, mais également la protection contre les micro-organismes agresseurs ou la résistance aux allergies.

Les effets des Acti-Biotiques sont prouvés par de nombreuses études scientifiques, ainsi que par plusieurs références pratiques (Dr Seignalet, Fondation Kousmine).

Les Acti-Biotiques sont une exclusivité de la Société Parinat. Parmi les compléments commercialisés par cette société, citons L.A.B® *Symbiod'or* aux Actifs LB, spécialement développé pour le renforcement des muqueuses digestives. Ce produit associe notamment de la glutamine, un acide aminé qui intervient comme modulateur des phénomènes inflammatoires au niveau intestinal. L.A.B® *Symbiod'or* est labellisé par la Fondation Kousmine.

L.A.B® *Digest* aux Actifs LB est également très intéressant par son ciblage sur l'estomac, organe dépourvu de flore protectrice. L.A.B® *Digest* permet un assainissement de l'estomac, notamment en modulant la prolifération de germes contaminants comme *Helicobacter*, et contribue à la protection de la muqueuse gastrique.

Cette application particulière des Acti-Biotiques fait l'objet de brevets français et européen.

❍ *Ultra InflamX* **de chez Bionutrics**
C'est un complément nutritionnel de grande qualité, hypoallergénique et végétal, à base de concentré de protéines de riz enrichi. Les hydrates de carbone sont dérivés du riz et les graisses proviennent de l'huile de navette qui contient des oméga 3 (acide alpha-linolénique). Il est facilement digéré et absorbé. Il contient des vitamines A, B3, B6, C, E, des minéraux tels que zinc, magnésium, manganèse, sélénium, curcumine, gingembre. Ces éléments soutiennent la détoxication du foie et, grâce à leurs propriétés antioxydantes, ils protègent contre les radicaux libres et soutiennent la formation des prostaglandines de paix (PGE1). Il est riche en substances alimentaires qui améliorent l'intégrité de la muqueuse gastro-intestinale (la L-glutamine, la vitamine B5, le zinc et la quercétine).

Quand est-il nécessaire d'utiliser Ultra InflamX ?

- Lors d'une convalescence après des problèmes intestinaux, créés ou pas par des efforts physiques intenses, le stress, un mode de vie malsain, une alimentation déséquilibrée, une intolérance alimentaire ou l'exposition à des produits nocifs dans l'environnement.
- Pour les personnes qui ne consomment pas assez d'acides gras oméga 3.
- Pour les personnes qui sont exposées à des toxines, pour soutenir la détoxication du foie.
- Pour les personnes ayant dû prendre des antibiotiques.
- Pour les sportifs qui, pendant les périodes de compétition ou d'entraînement intensif, veulent protéger l'intégrité de leurs cellules corporelles.

L'utilisation de *Ultra InflamX* devrait aller de pair avec mon régime SGSC et peut être combinée avec des probiotiques pour renforcer la flore intestinale *(Enterogenic Concentrate)* et des enzymes digestives pour optimiser la digestion *(Pro-biotic Plus).*
Posologie conseillée : commencer par 1 cuillère à café dilué dans 1/2 verre d'eau à chaque repas pendant 15 jours, puis 1 cuillère à soupe à chaque repas jusqu'à épuisement de la boîte.

❍ ***Ultra clear Sustain* de chez Bionutrics**
C'est un complément nutritionnel hypoallergénique, végétarien, conçu pour améliorer la fonction intestinale en fournissant des aliments qui protègent la paroi intestinale. Il contient de la L-Glutamine, de l'acide pantothénique et du zinc, qui sont des éléments utiles pour la croissance et le fonctionnement des cellules de la muqueuse gastro-intestinale (entérocytes). L'acide aminé L-Glutamine est aussi utilisé comme carburant par le système immunitaire dans le sang. Ce complément comporte de l'inuline et des fructo-oligosaccharides qui aident à développer la flore intestinale, car ces derniers sont des aliments de choix pour nos bactéries intestinales. Il contient également des vitamines et des oligoéléments, du glutathion et des antioxydants qui aident à épurer le foie. Il ne contient ni gluten, ni caséine, ni lactose, ni maïs, ni soja, ni levure, ni lait, ni œuf, ni colorants, ni d'aromatisants artificiels.
Posologie conseillée : idem que pour Ultra InflamX.

❍ ***Ganocor* de chez Mycoceutics**
Excellent immuno-stimulant. Constitué de mycélium de deux champignons (Coriolus versicolor et Ganoderma) qui, associés, sont de bons gardiens de votre système immunitaire (voir site : www.fungimedicinal.com).

Liste non exhaustive des aliments autorisés et interdits pour le régime sans gluten

(Cette liste étant insuffisante pour suivre correctement son régime, contactez l'AFDIAG qui vous fournira les documents nécessaires.)

Type d'aliments autorisés	Type d'aliments interdits
PRODUITS LAITIERS[60] Lait frais, lait frais pasteurisé, stérilisé UHT (entier, demi-écrémé, écrémé) Lait en poudre Lait concentré, sucré ou non. Yaourt, fromage blanc, petits-suisses nature. Fromages d'appellation contrôlée.	Yaourts aux céréales, petits-suisses aux céréales, fromages frais aux céréales. Lait aromatisé. Certaines préparations industrielles à base de lait : flans, crèmes, laits gélifiés (vérifier auprès du fabricant). Certains fromages à moisissures et fromages à tartiner. Le Fol Épi.
CÉRÉALES ET FARINES Maïs, riz, soja, sarrasin, manioc, sésame, quinoa et leurs dérivés sous forme d'amidon, farine, fécule, crème semoule. Fécule de pomme de terre. Marrons au naturel. Galettes de riz (contenant exclusivement du riz, avec ou sans maïs, sans adjonction d'autres céréales).	Blé (froment, kamut, épeautre), orge, avoine, seigle et leurs dérivés sous forme d'amidon, farine, semoule, flocons, riz sauvage. Pâtes, raviolis, gnocchis, pain (tous types), biscottes, viennoiseries. Quenelles industrielles. Chapelure, pain d'épices, beignets. Toute la pâtisserie commerciale (biscuits salés ou sucrés), pain azyme, hosties.

60 Interdits dans le régime SGSC.

Aliments autorisés	Aliments interdits
VIANDES ET VOLAILLES Fraîches natures. Surgelées au naturel. Conserves au naturel. Steaks hachés "pur bœuf".	Panées ou en croûte. Préparations à base de viandes hachées industrielles.
CHARCUTERIE Jambon blanc, cru. Bacon, épaule cuite. Jambonneau non pané. Poitrine salée, fumée ou non. Confits, foie gras au naturel (sans toasts). Chair à saucisses nature. Saucisses de Strasbourg, Morteau, Francfort, Montbéliard (appellation contrôlée). Andouille, andouillette, rillettes (appellation contrôlée).	Jambonneau pané. Boudin noir industriel, boudin blanc industriel. Pâté en croûte, friands, quiches, bouchées à la reine, pizzas. Farce charcutière industrielle. Purée, mousse et crème de foie industrielles. Certains pâtés industriels.
POISSONS Frais, salés, fumés. Surgelés au naturel. En conserves : au naturel, à l'huile au vin blanc. Crustacés et mollusques au naturel. Œufs de poisson.	Poissons farinés ou panés. Quenelles industrielles. Bouchées, crêpes, quiches aux fruits de mer. Surimi.
ŒUFS Tous autorisés.	
MATIÈRES GRASSES[61] Beurre, crème fraîche, végétaline, huile, lard, saindoux, graisse d'oie.	Certaines préparations allégées contenant des liants. 61 Interdits dans le régime SGSC.

Aliments autorisés	Aliments interdits
LÉGUMES Frais, secs, surgelés au naturel. Conserves au naturel. Pommes de terre fraîches, précuites, sous vide. Chips (pures pommes de terre, non aromatisées)	Préparations industrielles à contrôler. Vérifier l'enrobage des pommes noisettes, des chips et des frites précuites. Pommes dauphines. (Pour les fritures, ne pas utiliser les mêmes bains que pour des produits panés ou les beignets.) Les conserves cuisinées.
FRUITS Frais, surgelés au naturel. Oléagineux non grillés à sec (noix de cajou, noisettes, amandes, cacahuètes, noix...). Secs, au sirop, en conserve au naturel. Fruits confits en vrac. Compotes (pur fruit, pur sucre).	Oléagineux grillées à sec. Figues sèches et pâtes de fruits en vrac (présence fréquente d'enrobage de farine pour éviter l'amalgame).
SUCRE, PRODUITS SUCRÉS Sucre de betterave, de canne. Gelées (pur sucre, pur fruit), miel, caramel liquide. Confitures pur sucre, pur fruit (sans épaississants). Cacao pur.	Certains nougats et dragées. Attention au sucre glace : vérifier s'il ne contient pas d'amidon de blé. Vérifier la composition du chocolat en poudre ou en tablettes.
DESSERTS Sorbets. Compotes. Salades de fruits. Crème caramel (lait + œufs + sucre).[62] [62] Interdite dans le régime SGSC.	Pâtes à tartes. Tous les gâteaux. Desserts glacés contenant une pâtisserie (exemple : omelette norvégienne).

Aliments autorisés	Aliments interdits
DESSERTS (suite) Crèmes à base de fleur de maïs, de crème de riz, de fécule de pomme de terre, de gélatine. Mousse au chocolat (cacao, œufs, beurre, sucre) éviter les préparations industrielles en poudre.	Cornets de glace. Certaines crèmes glacées sans pâtisserie (attention aux additifs).
AMUSE-GUEULES Oléagineux non grillés à sec (noix de cajou, noisettes, amandes, cacahuètes, noix...), olives. Chips (pures pommes de terre).	Biscuits salés. Oléagineux grillés à sec.
BOISSONS Toutes, sauf bière et panaché. Café, thé, chicorée, infusions, café lyophilisé, jus de fruits, sodas, vin, alcools.	Bière, panaché. Certaines poudres pour boissons.
CONDIMENTS Fines herbes, épices pures. Poivre en grains. Cornichons. Sel.	Éviter les mélanges d'épices moulues (peuvent contenir de l'amidon ou de la farine de blé pour éviter l'amalgame). Vérifier la composition des moutardes. Certains currys, sauces soja, Savora.

Liste des médicaments contenant du gluten

Attention, cette liste est non exhaustive et demandera une mise à jour annuelle de la part du lecteur. Le mieux serait de s'inscrire à l'AFDIAG afin d'être à la pointe des dernières informations concernant les produits contenant du gluten.
Si vous suivez le régime sans gluten, vous devez donc supprimer tout médicament en contenant. En effet, ce régime ne fonctionne que s'il est strictement suivi. L'ingestion de la moindre parcelle de gliadine peut affecter les résultats espérés. Ce serait dommage de faire tant d'efforts pour les détruire avec un comprimé de Doliprane !
Comme vous pourrez l'observer, il faudra se méfier de toutes les gélules de plantes de chez Boiron, des produits contenant de la quinine pour lutter contre le paludisme, mais aussi des remèdes, comme le Tardyferon, qui devraient apporter du fer et qui, pourtant, contribuent à en aggraver la carence et, par voie de conséquence, peut entraîner une anémie ferriprive du fait de sa composition non exempte de gluten… Il en va de même pour le Spasfon censé améliorer la digestion, mais qui peut, chez les intolérants au gluten, l'empirer.

Voici la liste pour 2005 (en gras = les médicaments les plus courants) :

ABUFENE 400 mg cp
ACEBUTOLOL RPG 200 mg et 400 mg cp pelliculé
ADENYL 60 mg cp
ADIAZINE 500 mg cp
ALLOPURINOL ARROW, EG, GNR 100, 200, 300 mg cp
APAROXAL 100 mg cp séc
APEGMONE 4 mg cp séc
ARTANE 2 mg, 5 mg cp
ARTICHAUT BOIRON gél
ATHYMIL 10, 30, 60 mg cp pelliculé
AUBÉPINE BOIRON gél

BASDENE 25 mg cp
BECILAN 250 mg cp séc
BENEMIDE 500 mg cp séc
BEVITINE 250 mg cp enrobé
BI-PROFENID 150 mg cp séc
BOURDAINE BOIRON gél
BUFLOMEDIL ARROW, EG, GNR, IREX, RPG

CANTABILINE 400 mg cp
CASSIS BOIRON gél
CERIS 20 mg cp enrobé
CIRKAN cp pelliculé
COLIMYCINE 1,5 m UI cp
CYNOMEL 25 µg cp séc

DANTRIUM 25 mg gél
DENSICAL VITAMINE D3 granulé p sol buv
DESINTEX cp enrobé
DEXAMBUTOL 500 mg INH cp pelliculé
DIAMOX 250 mg cp séc
DICYNONE 250, 500 mg cp
DI-HYDAN 100 mg cp séc
DISULONE cp séc
DOLIRHUME cp
DOLIPRANE 500 mg cp
DOLOTEC 500 mg cp

ENTECET cp gastro-résistant
ENTEROPATHYL 500 mg cp
EPHYDION cp enrobé
ESIDREX 25 mg cp séc
EXACYL 500 mg pelliculé

FLAGYL 250, 500 mg pelliculé
FLEXICONES cône p us dentaire
FRÊNE BOIRON gél
FURADANTINE 50 mg gél
FURADOINE 50 mg cp

GARDENAL 10, 50, 100 mg cp
GINSENG BOIRON gél
GLUTAMINOL B6 cp enrobé

HEPT A MYL 187,8 mg cp
HEXASTAT 100 mg gél

IMOVANE 3,75, 7,5 mg pelliculé séc
INSADOL 35 mg cp enrobé
ISOPRINOSINE 500 mg cp séc

JOSACINE 125, 250, 500 ml granulé p susp buv

KOLA BOIRON gél

LEGALON 70 mg cp enrobé
LIORESAL 10 mg cp séc
LITOXOL cp enrobé
LUDIOMIL 25, 75 mg cp pelliculé

MAALOX CPS ballonnements : SUSPECT
MAB CPS Maux d'estomac cp à sucer
MALOCIDE 50 mg cp
MARRON D'INDE BOIRON gél
MEGAMAG 45 mg gél
MEPROBAMATE RICHARD 200 mg cp séc
METHOTREXATE BELLON 2,5 mg cp
MODUCREN cp séc
MUCITUX 50 mg cp pelliculé

NEO CODION cp enrobé
NEOCONES cônes p us dentaire
NEULEPTIL 25 mg cp pelliculé séc
NIVAQUINE 100, 300 mg cp pelliculé
NORDAZ 7,5, 15 mg cp séc
NOTEZINE 100 mg cp séc
NOZINAN 25, 100 mg cp pelliculé séc
NUREFLEX ENFANT Sirop : SUSPECT
NUCTALON 2 mg cp séc

ORGAMETRIL 5 mg cp
ORTOSIPHON BOIRON gél

PARACÉTAMOL GNR, RPG 500 mg cp
PASSIFLORE BOIRON gél
PEFLACINE MONODOSE 400 mg cp pelliculé et enrobé
PERUBORE INHALATION cp inhalation
PETIT HOUX BOIRON gél
PHENERGAN 25 mg cp enrobé
PHOLCODYL sirop
PILOSELLE BOIRON gél
PINDIONE 50 mg cp séc
PIPORTIL 10 mg cp pelliculé séc
PIPRAM FORT 400 mg cp enrobé
PISSENLIT BOIRON gél
PLANOR cp
PRAZINIL 50 mg cp enrobé pelliculé séc
PREDNISONE RICHARD 5 mg cp
PRÈLE DES CHAMPS gél
PREVISCAN 20 mg cp séc
PYOSTACINE 250, 500 mg cp pelliculé séc

QUININE CHLORHYDRATE ET SULFATE LAFROAN 250 et 500 mg cp

REINE DES PRÉS BOIRON gél
RHUMAGRIP cp
RIBATRAN cp enrobé
RICRIDENE 150 mg gél
RITALINE 10 mg cp séc
ROVIGON cp enrobé
RUBOZINC 15 mg gél

SECTRAL 200, 400 mg cp pelliculé
SPASFON CPS
SPOTOF 500 mg cp pelliculé
SULFARLEM 12,5, 25 mg cp enrobé
SULFURYL INHALANT 100 mg cp efferv inhal par fumigation
SURMONTIL 25, 100 mg cp enrobé séc

TANGANIL 500 mg cp séc
TARDYFERON B9 cp enrobé
TERALITHE 250 mg cp séc
TERCIAN 25, 100 mg cp pelliculé séc
TERGYNAN cp vaginal
THERALEN 5 mg pelliculé séc
TONILAX cp enrobé
TOPREC 25 mg cp
TRANSIPAS PASS CUBES
TRIMEBUTINE BIOGARAN, MERCQ, QUALIMED 100 mg cp
TRINITRINE SIMPLE LALEUF 0,15 mg pilule enrobée

VIBTIL 250 mg cp enrobé
VISCÉRALGINE 50 mg cp enrobé
VITAMINE B6 RICHARD 250 mg cp séc
VITATHION granulés effervescents
VOGALENE 15 mg gél

ZOPICLONE RPG 7,5 mg pelliculé séc

LISTE DES ADDITIFS DANGEREUX* POUR LA SANTÉ

(Distribué par l'Hôpital de Villejuif,
CNP de recherche contre le cancer)

Tous les additifs ci-après sont actuellement autorisés en France. Freinez leur utilisation en sélectionnant les produits que vous achetez.
Pensez à vos enfants : reproduisez ce document, distribuez-le autour de vous, affichez-le et, surtout, utilisez-le ; il y va de votre santé !

TOXIQUES – CANCÉRIGÈNES

E 102 – 110 – 120 – 124 – 127 – 131 – 142 – 210 – 211 – 212 – 213 – 214 – 220 – 225 – 230 – 250 – 251 – 252 – 311 – **330** – 407- 450.

LE PLUS DANGEREUX : À FUIR !

E 330 que l'on trouve dans : Schweppes citron, Canada Dry, certaines limonades, certains apéritifs Banga, moutarde Amora, crème de fromage "La Vache qui rit".

SUSPECTS (études en cours)

E 125 – 131 – 141 – 142 – 150 – 153 – 171 – 172 – 210 – 212 – 213 – 216 – 217 – 231 – 232- 241 – 338 – 340 – 341 – 460 – 462 – 465 – 466 – 477.

QUELQUES SYMPTÔMES

Intestins (perturbations) : E 211 – 222 – 223 – 224 – 226
Derme (peau) : E 220 – 231 – 232 – 233.
Digestion (perturbations) : E 330 – 339 – 340 – 341 – 400 – 461 – 463 – 466 – 467.

* La nocivité de certains de ces produits est contestée par certains fabricants et peut être vérifiée au cas par cas.

Calculs rénaux : E 447.
Destruction vitamine B12 : E 220.
Accidents vasculaires : E 230 – 251 – 252 (charcuterie).
Cholestérol : E 320 – 321.
Sensibilité cutanée : E 311 – 312.
Aphtes : E 330.
Digestion (crèmes glacées) : E 407.

À ÉVITER
Les bonbons La pie qui chante, le pastis Duval, les apéritifs Picon et Martini, le Coca Cola.

❍ ❍ ❍

Liste des additifs inoffensifs pour la santé

E 100 – 101 – 103 – 104 – 105 – 111 – 121 – 122 – 132 – 140 – 151 – 160 – 161 – 162 – 170 – 174 – 175 – 180 – 200 – 201 – 202 – 203 – 236 – 260 – 261 – 262 – 263 – 270 – 280 – 281 – 282 – 290 – 293 – 300 – 301 – 302 – 304 – 305 – 306 – 307 – 308 – 309 – 322 – 325 – 326 – 327 – 331 – 332 – 333 – 334 – 335 – 336 – 337 – 401 – 403 – 404 – 405 – 406 – 408 – 410 – 411 – 413 – 414 – 420 – 421 – 440 – 470 – 471 – 472 – 473 – 474 – 475 – 480.

Fabricants de produits sans gluten

Il faut savoir que ces produits garantis sans gluten ne sont pas forcément biologiques et qu'ils peuvent contenir du lait dans certaines préparations. Vous devrez donc lire consciencieusement les étiquettes et éliminer les préparations contenant du lait, lait en poudre ou beurre. Le beurre de cacao est accepté.

Sans gluten sans caséine shop
Quartier Von rencontre – F-26270 Loriol sur Drôme
Tél. +33 (0)871 29 30 96 – Site : www.sansgluten.biz

J'ai découvert ce distributeur au fur et à mesure de mes recherches et de mes découvertes. Leurs produits sont garantis sans gluten, sans caséine, sans œufs, sans trace de pollution croisée et sans additifs. Le responsable ayant un enfant autiste a dû sélectionner des produits irréprochables. J'ai enfin pu confectionner un pain sans gluten savoureux et aéré grâce à son Mixe complet Bio, constitué de farine de riz complet dans lequel il y a un complément de farine de guar et de fécule de riz. Il fallait y penser… À consommer sans attendre !

GlutaBye – Soreda-Diet
2, impasse des Crêts – F-74960 Cran Gevrier
Tél. +33 (0)4 50 57 73 99
Site : www.glutabye.com – E-mail : glutabye@wanadoo.fr

Leurs produits répondent aux prescriptions du Ministère français de la Santé. La majorité d'entre eux peuvent être remboursés (dans la limite du plafond) par la Sécurité sociale. Ils utilisent essentiellement de la farine de riz et de la fécule de pomme de terre. Attention toutefois car certains produits contiennent du beurre, du lait ou du fromage !

Dr Schär Srl
Winkelau 9 – I-39014 Postal (BZ)
Tél. +39 (0)473 293 300 – Fax +39 (0)473 293 399
Site : www.schaer.com – E-mail : info@schaer.com

Produits également remboursés par la Sécurité sociale. On peut cependant leur reprocher de contenir des épaississants, des graisses hydrogénées et du lait ou du beurre. Leurs pâtes sont néanmoins excellentes et ils proposent une grande variété de produits.

France AglutLabel Vie
ZI – F-81450 Le Garric – Tél. +33 (0)5 63 36 36 36
Site : www.labelviesansgluten.com

C'est la marque la plus "bio" de tous. En effet, ils ont développé toute une gamme de produits bio sans gluten et sans laitages. Leurs coquillettes de riz ou de maïs bio sont excellentes ! Également remboursés par la Sécurité sociale.

Nature et Aliments/NatAli
23, rue de la Ville en Bois – F-44100 Nantes
Tél. +33 (0)2 40 73 65 97 – Site : www.nature-aliments.com

Leur gamme touche plus les potages, les pâtés végétaux et les entremets à bas d'algues sans gluten et sans lait. Ils proposent toutefois une très bonne levure sans gluten pour faire le pain sans gluten chez soi.

Sojami
Agropole – BP 109 – F-47931 Agen Cedex 9

L'atelier du chocolatier
32, rue Archinard – F-26400 Crest
Tél. +33 (0)4 75 25 01 94 – E-mail : atchocolatier@hotmail.fr

Une très bonne adresse où vous pourrez acheter divers délicieux chocolats garantis sans lait, sans gluten, sans lécithine et sans graisses végétales.

Adresses utiles et sites Internet

J'ai sélectionné quelques sites sur Internet que je vous encourage vivement à consulter. La plupart d'entre eux vous proposent en plus de nombreux liens permettant d'affiner vos recherches. Bonne navigation !

En français

www.pointinfobio.com

Caroline Jolivot est médecin nutritionniste gourmet, comme elle se plaît à se désigner, grande défenderesse de l'agriculture biologique, elle a mis au point un protocole classant les aliments strictement interdits, le tableau des aliments et ingrédients à utiliser et des conseils pratiques que l'on peut se procurer via son site internet.

www.stelior.org

Voici un site très complet pour se former, étudier, comprendre, déguster ; bref, tout sur le gluten et la caséine, avec des solutions pratiques. À consulter d'urgence !

www.hyperactif.org

Vous comprendrez peut-être d'où vient l'hyperactivité de votre enfant !

www.natama.fr

Si vous effectuez un dépistage plus poussé de vos éventuelles intolérances alimentaires, vous pourrez, en quelques clics, obtenir des menus personnalisés avec des recettes adéquates pour changer votre alimentation.

En anglais

www.glutenfree.com

De nombreuses recettes sans gluten.

www.gfmall.com

Une liste de vendeurs de produits sans gluten.

www.nomilk.com
Des recettes sans produits laitiers.

www.autism.com *(en anglais)*
Toujours utile pour connaître les causes alimentaires de maladies psychiatriques.

Laboratoires d'analyses pour détecter les intolérances alimentaires

Laboratoire R-BIOPHARM France – Secteur Imupro
Parc d'affaires de Crécy – 17, avenue Charles de Gaulle
F-69370 Saint Didier au Mont d'Or
Tél. +33 (0)4 78 48 01 95 – Site : www.intolsante.com

Bien-être et Longévité – Test Imupro
18, rue du Commerce – Les Hauts de Vaugrenier
F-06270 Villeneuve Loubet
Tél. +33 (0)4 78 48 01 95 – Site : www.immuno-nutrition.com

G.E.N.I.E.
18, rue du Commerce – Les Hauts de Vaugrenier
F-06270 Villeneuve Loubet
Tél. +33 (0)4 93 31 21 77 – Site : www.genie-asso.fr

Pour d'autres explications, voir le site des **LABORATOIRES RÉUNIS** : www.labo.lu

Principaux laboratoires de compléments alimentaires

Bionutrics
Quai de Rome, 33/34 – B-4000 Liège
Tél. +32 42 47 61 61

Mycoceutics (Dr Bruno Donatini)
40, rue du Dr Roux – F-51350 Cormontreuil
Tél. +33 (0)3 26 82 65 05
Commande : www.micoceutix.com
Informations : www.fungimedicinal.com

Nutergia
BP 52 – F-12700 Capdenac
Tél. +33 (0)5 65 64 71 51

Parinat
04 bis, allée Charles V – F-94300 Vincennes
Tél. +33 (0)1 43 98 89 85

La Royale
2, rue de Mondercange – L-4395 Pontpierre
Tél. (gratuit) 00 800 29 06 82 76

Le Stum
BP 543 – F-56105 Lorient Cedex
Tél. +33 (0)2 97 88 15 88

Association française des Intolérants au gluten (AFDIAG)

Créée en 1978 sous l'appellation *Association des malades cœliaques* et rebaptisée AFDIAG *(Association française des Intolérants au gluten)* en 1989, cette association (loi 1901) est gérée par des malades cœliaques ou des parents d'enfants cœliaques et compte aujourd'hui environ 6300 adhérents.
Elle est épaulée par un comité médical et travaille en étroite collaboration avec le GERMC (Groupe d'étude et de recherche sur la maladie cœliaque), regroupant les grands spécialistes français de cette pathologie.
Pour obtenir les coordonnées du délégué dans votre secteur, vous pouvez contacter :

Association française des Intolérants au gluten
15, rue de Hauteville – F-75010 Paris
Site : www.afdiag.org

Un très beau témoignage !

Chère Madame,

Je vous remercie de votre investissement et du travail consacré à toutes les personnes souffrant entre autres d'intolérance au gluten. Alors que j'étais étudiante en médecine (je ne suis pas médecin !), je lus – pardon, je dévorai – sur une plage des Caraïbes tous les livres du Dr Kousmine pour laquelle j'ai une reconnaissance infinie pour son travail sur les acides gras. Vingt ans plus tard, je me pose toujours les mêmes questions, en autodidacte, et je constate qu'une alimentation sans gluten change la vie. Pour ma part, je la fais aussi sans caséine. J'ai une fille de 11 ans qui est une rescapée de l'autisme, suite probablement au vaccin de la rougeole (hypothèse : hyperperméabilité de l'intestin grêle ?). Elle a aujourd'hui quasiment tout récupéré, mais ce fut le parcours du combattant. Sans toutes ces personnes qui se sont investies comme vous, ma fille serait sûrement dans une institution, c'est-à-dire qu'elle ne pourrait pas fréquenté l'école. Elle a aujourd'hui rattrapé quasiment toutes ses capacités cérébrales. Je lui ai consacré un blog suite à un article que la Tribune de Genève (Suisse) lui a consacré. Si cela peut vous intéresser… mais vous en connaissez déjà tellement sur la question ! Voilà, encore merci et très bonnes salutations.

Emmanuelle Cullati
Genève
Blog : **http://emmanuelleseve.unblog.fr**

Rôle antigénique de la flore intestinale

(par le Dr Laurent Hervieux)

La flore intestinale a toujours été sous estimée, bien qu'elle représente 10^{14} cellules. Rappelons que l'être humain est composé de 10^{13} cellules. La question est posée : *qui héberge qui ?*

On associe toujours aux bactéries intestinales la notion infectieuse, alors que leur rôle antigénique est au moins aussi important, en physiologie comme en physiopathologie. Entre les entérocytes de l'intestin grêle existent des cellules épithéliales spécialisées, appelées *cellules M,* qui vont reconnaître des antigènes bactériens et viraux et les présenter aux plasmocytes afin que ces derniers fabriquent des anticorps spécifiques de type IG M.

Dans les plaques de Peyer, véritables ganglions de la muqueuse, existent des lymphocytes B, qui deviendront des plasmocytes à IgA pour protéger la muqueuse intestinale des bactéries, des virus et des antigènes alimentaires. Lorsque toute la flore est adhérente à la paroi intestinale, elle constitue un véritable film de protection de la muqueuse, qui joue un rôle de barrière vis-à-vis des bactéries potentiellement pathogènes. 99% de la flore dominante comprend des bifidobactéries, des bactéroïdes et des lactobacilles. Presque 1 % est constituée de colibacilles, d'entérocoques et de streptocoques : c'est la flore sous-dominante. La flore dite résiduelle représente 1 °/ooo et c'est elle qui nous intéresse, avec *hafnia alvei, morganella morgani, alkaligenes, providencia, citrobacter diversus* et *candida albicans*, par exemple.

Chaque bactérie présente un ou plusieurs sites antigéniques spécifiques, entraînant la synthèse d'anticorps spécifiques des sites antigéniques en IgM et/ou en IgA. Une bactérie peut donc entraîner la synthèse de plusieurs anticorps différents si elle possède plusieurs antigènes. Parfois, un site antigénique est commun à plusieurs bactéries et entraîne donc la synthèse d'un anticorps, qui reconnaît plusieurs bactéries à la fois. Le but du système immunitaire est de reconnaître ce qui appartient à l'individu, appelé le **soi**, de l'accepter et d'éliminer ce qui n'appartient pas à l'organisme, appelé **non soi**. Ce travail s'effectue à l'aide du système *HLA* ou *Human Leucocyte Antigene.*

Pour être reconnus par les lymphocytes, les antigènes sont présentés, par des macrophages ou des monocytes, conjointement à des molécules codées par le système HLA. Or, il s'avère qu'il existe une ressemblance partielle entre certains sites antigéniques bactériens et des molécules codées par le système HLA. Cela a pour conséquence que, dans des conditions particulières, l'organisme va synthétiser des anticorps antibactériens qui vont se retourner aussi contre des molécules codées par le HLA, molécules situées sur des structures de l'individu et qui vont détruire ces dernières. C'est la notion d'antigène commun entre une bactérie et une molécule HLA : nous avons affaire à une affection auto-immune.

Selon le codage HLA hérité de ses parents, l'individu concerné fabriquera des anticorps contre certaines structures :

- des articulations, entraînant une polyarthrite rhumatoïde ou une spondylarthrite,
- du pancréas, entraînant un diabète insulino-dépendant,
- de la thyroïde, entraînant une thyroïdite,
- de l'épiderme, entraînant un psoriasis,
- de la gaine de myéline des nerfs, entraînant une sclérose en plaques,
- de la jonction nerf/muscle, entraînant une myasthénie,
- des glandes salivaires et lacrymales, entraînant un syndrome de Goujerot-Sjögren,
- de la muqueuse de l'intestin grêle, entraînant la maladie de Crohn.

De nombreuses autres affections auto-immunes ne sont pas citées ici. Le typage HLA du patient peut être facilement recherché sur une prise de sang, par un laboratoire spécialisé. Il permet de savoir à quels types de prédispositions le patient est exposé. Mais pour que cette prédisposition se révèle cliniquement, il faut des circonstances déclenchantes. Parmi celles-ci, les plus importantes sont : alimentaires (consommation excessive de produits laitiers animaux et de céréales autres que le riz), bactériennes, virales, vaccinales, stress, immuno-déficience.

Malheureusement, il arrive souvent de trouver simultanément plusieurs de ces facteurs déclenchants. Pour être efficace et complet, le traitement devra tenir compte du ou des facteurs révélateurs découverts par l'interrogatoire ou les analyses effectuées.

Une prise de sang permet de connaître l'existence d'anticorps antibactériens intestinales en IgM et/ou en IgA. Leur présence, dans le sérum, est indépendante d'une quelconque manifestation clinique intestinale. Inversement, une colopathie n'est pas forcément corrélée à la présence d'anticorps antibactériens. En fonction de cette connaissance, l'homéopathe averti pourra proposer une approche thérapeutique adaptée à chaque patient, grâce aux dilutions homéopathiques des bactéries incriminées dans sa prise de sang.

Cela constitue le versant principal de **l'immunothérapie à doses infinitésimales** que je développe, depuis 1982, à la suite de mon ami, le Dr Maurice Jenaer de Bruxelles. J'ai pu, petit à petit, établir des corrélations avec des bactéries, parfois des virus, et des codages HLA précis, qui se sont vues confirmées par la suite dans des revues scientifiques internationales.

Voici quelques affections auto-immunes, leur codage HLA le plus classique et la bactérie qui possède une antigénicité commune :

– Spondylarthrite ankylosante (HLA B27) : *klebsiella pneumoniae.*
– Polyarthrite rhumatoïde (HLA DR 4) : *proteus mirabilis.*
– Sclérose en plaques (HLA DR 2) : *pseudomonas aeruginosa.*
– Thyroïdite (HLA DR 3) : *yersinia enterocolytica.*
– Rhumatisme articulaire aigu (HLA B 35) : *streptocoque du groupe A.*
– Psoriasis (HLA DR 7) : *staphylocoque doré.*

Rappelons, pour terminer, que :

– plusieurs germes peuvent entraîner la même affection,
– un seul germe peut entraîner des affections différentes,
– un auto-anticorps peut se rencontrer dans plusieurs affections,
– une affection auto-immune peut s'exprimer avec plusieurs auto-anticorps.

Tout dépend essentiellement du codage HLA du patient, mais aussi de la proportion des différentes bactéries intestinales. Toute variation dans ces proportions implique un développement excessif d'une ou de plusieurs espèces de bactéries qui vont alors devenir pathogènes ou antigéniques.

Avec ces notions scientifiques, nous comprenons que le dogme de Pasteur *(un germe = une maladie)* est totalement dépassé.

De même, l'utilisation des antibiotiques pour un oui ou pour un non ne résout en rien ces pathologies auto-immunes, puisque ce sont des morceaux de bactéries antigéniques et que ce n'est pas leur potentiel infectieux qui est en cause.

Apprendre à gérer notre flore, à la respecter par une hygiène alimentaire correcte, un mode de vie sain et des extraits de produits thérapeutiques sans danger et efficaces, voilà le but de l'immunothérapie à doses infinitésimales.

Bibliographie

D'Adamo Peter, *4 groupes sanguins, 4 régimes,* Éd. Michel Lafon, 2003 (1 volume par groupe sanguin).

Galobardes, *Les 7 piliers de la santé et du bien être,* Éd. SDC, 1987 (Société pour le développement de la connaissance).

Grant S.F. et coll., "Genetic linkage between a polymorphism in the collagen I alpha 1 gene and bone mineral density a twin study", Harrogate Symposium, abstract, 1997.

Gross et coll., "The presence of a polymorphism at the translation initiation site in the vitamin D receptor gene is associated with low bone mineral density in premenopausal Mexican-American women", *Journal of bone and mineral research,* 1996, 11, 1850-1855.

Hervieux Laurent Dr, *La pratique de l'immunothérapie à doses infinitésimales,* tomes I et II, Éd. Roger Jollois

Lee John, *Équilibre hormonal et progestérone naturelle,* Éd. Sully.

Le Berre Nicolas, *Le lait, une sacrée vacherie,* Éd. Équilibres, 1990.

Le Berre Nicolas, Quenniec Hervé, *Soyons moins lait,* Éd. Terre vivante, 2000.

Massol M., "Allaitement maternel et lait de vache, à propos du développement du système nerveux et de l'immunité de l'enfant", *Aesculape* n° 10, janvier-février 1998, p. 21 à 27.

Masson Robert, *Nutrition : la méthode Masson,* Éd. Roger Jollois, 2000

Nogier R., *Ce lait qui menace les femmes,* Éd du Rocher.

Pourtalet Georges Dr, *Le corps a ses raisons que la médecine ignore,* Éd. du Dauphin.

Rancé F, "Allergie alimentaire de l'enfant", *Le généraliste FMC* n° 1387, 20 février 1998.

Seignalet Jean Dr, *L'alimentation ou la troisième médecine,* Éd. François Xavier de Guibert, 5e et dernière édition 2004

Simoneton André, *Radiations des aliments : ondes humaines et santé,* Éd. Le Courrier du Livre, 1971.

Présentation de Marion Kaplan

Née en 1956 à Paris, Marion Kaplan tente, depuis une trentaine d'années, de comprendre les sources des maladies humaines ainsi que les moyens de les prévenir, voire de les guérir. Au fil du temps et de ses recherches – ainsi que pour soulager ses propres maux (qu'elle raconte dans l'introduction de ce livre), elle a découvert une méthode originale de cuisson à la vapeur douce qui préserve la totalité des nutriments vitaux tout en éliminant des aliments les graisses et les toxines qui surchargent et fragilisent l'organisme humain.

La ***Société d'encouragement au Progrès*** a reconnu ses travaux en 1989 et lui a remis, par l'intermédiaire du Professeur Louis Leprince Riguet, la *médaille de bronze,* puis, en 2001, la *médaille d'argent* par l'intermédiaire du Professeur Yves Coppens.

Depuis, Marion Kaplan n'a pas cessé de persévérer dans cette voie qu'elle caractérise par la vieille formule : *"Un esprit sain dans un corps sain."* Elle a écrit de nombreux ouvrages sur l'alimentation, dans la lignée de la doctoresse Catherine Kousmine. L'un de ses livres récents, *100 recettes traditionnelles de cuisine à la vapeur,* a eu le mérite d'être préfacé par le Professeur Henri Joyeux, de l'Institut du cancer et de la Faculté de médecine de Montpellier.

Aujourd'hui, Marion se préoccupe de plus en plus de rechercher les mécanismes de maladie et de guérison en s'appuyant sur les biotechnologies les plus pointus. Serait-elle en train de révéler une nouvelle voie de compréhension de nombreuses maladies ?

Présentation de Bruno Donatini

Bruno Donatini, gastro-entérologue et cancérologue (Paris), diplômé en immunologie (Institut Pasteur), a quitté l'industrie pharmaceutique en 1999, après 5 années d'activité de recherche sur les effets indésirables des médicaments, à l'issue du constat d'une tricherie majeure et sans scrupule sur la toxicité de ces derniers (cf. le livre *L'intox – Quelques vérités sur vos médicaments*). Depuis, il s'investit dans la mycothérapie (traitement par les champignons), l'ostéopathie et la nutrition.

Il a mis au point plusieurs tests simples sur l'immunité, le statut antioxydant, la perméabilité digestive et les intolérances alimentaires. Ses recherches permanentes débouchent sur la fabrication de compléments alimentaires utiles dans la prise en charge des pathologies immunitaires (infections, cancers, allergie, auto-immunité), dégénératives (Parkinson, Alzheimer, ostéoporose, arthrose) ou digestives (hyperperméabilité digestive et intolérances alimentaires).

Il dispense des formations aux professionnels de santé, organise des conférences pour le grand public et résume ses travaux dans des textes accessibles sur le site **www.fungimedicinal.com**. Des milliers de patients confortent le bien-fondé de ses travaux qui s'appuient en outre sur une littérature scientifique abondante mais mal connue car en grande partie asiatique.

Dépôt légal : novembre 2007
IMPRIMÉ EN FRANCE

Achevé d'imprimer le 20 août 2008
sur les presses de l'imprimerie « La Source d'Or »
63039 Clermont-Ferrand
Imprimeur n° 13971

Dans le cadre de sa politique de développement durable,
La Source d'Or a été référencée IMPRIM'VERT®
par son organisme consulaire de tutelle.
Cette marque a été attribuée à l'issue d'un
programme d'investissements et d'un audit garantissant
la totale récupération des déchets à des fins de recyclage.
Cet ouvrage est imprimé - pour l'intérieur - sur papier bouffant
« Munken Print » 90 g des papeteries Arctic Paper, dont les usines ont
obtenu la certification environnementale ISO 14001 et opèrent
conformément aux normes E.F.C.F., F.S.C. et E.M.A.S.